DE LA

PHTHISIE PULMONAIRE

ET

DE SA CURABILITÉ

PAR

JEAN-LOUIS-SIMON JOLY

DOCTEUR EN MÉDECINE

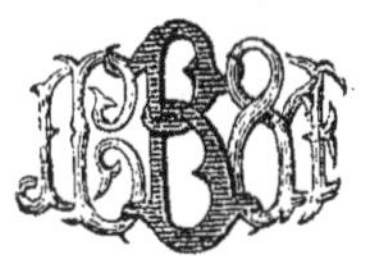

PARIS

LIBRAIRIE J.-B. BAILLIÈRE ET FILS

19, rue Hautefeuille, près du boulevard Saint-Germain.

—

1881

DE LA

PHTHISIE PULMONAIRE

ET

DE SA CURABILITÉ

OUVRAGES DU DOCTEUR L. JOLY

Chez l'auteur, rue du Faubourg-Saint-Honoré, 160, à Paris.

Quelques expériences sur la péritonie des animaux. (Thèse pour le Doctorat en médecine.)

Théorie physique de la vision. (Thèse pour le concours d'agrégation.)

DE LA

PHTHISIE PULMONAIRE

ET

DE SA CURABILITÉ

PAR

JEAN-LOUIS-SIMON JOLY

DOCTEUR EN MÉDECINE

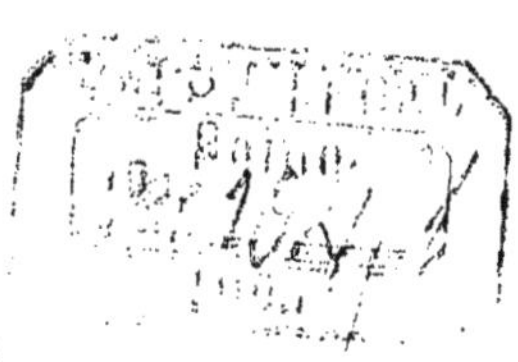

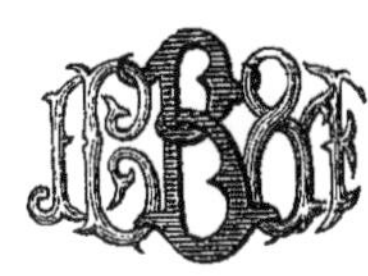

PARIS

LIBRAIRIE J.-B. BAILLIÈRE ET FILS

19, rue Hautefeuille, près du boulevard Saint-Germain.

1881

DE LA

PHTHISIE PULMONAIRE

ET DE SA CURABILITÉ

Chaque semaine, dans le *Bulletin de statistique démographique* que publie la ville de Paris, on est frappé du nombre considérable de décès fournis par la phthisie pulmonaire.

On peut affirmer qu'elle fait à elle seule plus de victimes que toutes les autres épidémies réunies.

Qu'est-ce donc que cette affection si meurtrière?

Le mot *Phthisie*[1] vient du grec φθίειν, qui signifie *sécher*.

Pendant longtemps il servit à désigner tout état de dépérissement, quelle qu'en fût la cause : ainsi, il y avait une phthisie pulmonaire quand le dépérissement s'accompagnait de lésion du poumon; phthisie hépatique, splénique, intestinale,

1. Nous n'ignorons pas que d'après la nouvelle orthographe on doit écrire *phtisie;* cependant, malgré l'Académie, à cause du θ étymologique, nous conservons l'ancienne orthographe, à l'exemple de la plupart de nos confrères.
Nous faisons la même remarque au sujet du mot *hémorragie,* que nou continuons à écrire *hémorrhagie.*

hémorrhoïdale, etc., selon que l'organe affecté était le foie, la rate, l'intestin, etc.

Aujourd'hui le mot « phthisie » *est exclusivement réservé pour désigner une maladie dans laquelle le dépérissement est symptomatique de la présence de tubercules dans le poumon.*

Nous nous occuperons donc du tubercule, de son développement, de ses transformations, des désordres qu'il détermine.

Ensuite nous étudierons les symptômes de la maladie et les signes auxquels on peut la reconnaître à ses diverses périodes.

Puis nous rechercherons les causes qui peuvent présider à son apparition.

Enfin, comme le médecin ne doit pas se contenter de faire une inutile histoire naturelle, mais qu'il est appelé pour guérir, ou tout au moins soulager le malade, nous indiquerons le traitement que nous avons employé avec succès dans un grand nombre de cas, et nous donnerons comme pièces justificatives quelques-unes des observations que nous avons recueillies.

De là les cinq grandes divisions de notre ouvrage : 1° Anatomie pathologique de la phthisie; 2° Symptomatologie; 3° Étiologie; 4° Traitement; 5° Observations.

PREMIÈRE PARTIE

ANATOMIE PATHOLOGIQUE

Une première question se présente :

Qu'est-ce que le tubercule ?

Le tubercule est un produit morbide *hétérologue*, c'est-à-dire sans analogie avec les tissus physiologiques.

Il se rencontre sous deux formes principales : celle de *corps isolés* et celle *d'infiltration*.

Dans le premier cas, il se présente sous la forme de corps isolés, grisâtres ou quelquefois incolores, demi-transparents, homogènes, d'une assez grande consistance et d'un volume qui varie depuis celui d'un grain de millet jusqu'à celui d'un grain de chènevis. C'est alors la *granulation grise*, la *granulation tuberculeuse*, le *tubercule miliaire*, le vrai tubercule des micrographes modernes.

Dans le cas d'infiltration, la matière grise demi-transparente, au lieu d'être sous forme de granulations, existe en masses irrégulières formées d'un exsudat gélatiniforme, demi-transparent, sans structure appréciable, au milieu duquel se montrent des points miliaires ou tout à fait tuberculeux.

Comme cette altération succède souvent à l'inflammation, on lui a donné le nom de pneumonie caséeuse, et l'on a voulu distinguer une phthisie caséeuse et une phthisie tuberculeuse.

Nous ne savons jusqu'à quel point cette distinction est fondée.

Pour nous, l'infiltration tuberculeuse et le tubercule miliaire sont une même maladie, parce que ces deux lésions présentent des caractères microscopiques sensiblement identiques et parce qu'elles déterminent les mêmes désordres dans les poumons.

Sous le microscope les granulations sont constituées de matière amorphe, granuleuse, parsemée de cytoblastions ou petits noyaux du tissu cellulaire.

Elles naissent dans la trame des fibres lamineuses et des vaisseaux du poumon, entre les canalicules respirateurs ou contre les petites bronches, mais non pas dans la terminaison des canalicules.

Dans chaque granulation il y a au centre plus

de matière amorphe que de cytoblastions, tandis qu'à la périphérie on constate l'inverse, sans que ces noyaux soient absolument contigus, si ce n'est dans les points où ils sont en voie de multiplication; là ils forment des groupes de deux à quinze noyaux environ, écartant les fibres lamineuses ou les autres éléments environnants.

Ce tissu morbide ainsi constitué manque de vaisseaux; il se substitue aux éléments propres du poumon, à l'exception des fibres élastiques, qui restent comme trame de ces *granulations*, et, après avoir entouré les canalicules respirateurs, il les comprime et les comble.

Les granulations augmentent de volume; et, lorsqu'elles dépassent un ou deux millimètres de diamètre, la matière amorphe interposée aux noyaux, puis les noyaux eux-mêmes se remplissent de fins granules jaunâtres, les uns solubles, les autres insolubles dans l'acide acétique.

Voilà pourquoi l'on aperçoit alors, au centre des granulations d'abord grisâtres ou incolores et presque transparentes, un point jaune opaque qui s'agrandit de plus en plus et finit par en envahir quelques-unes dans toute leur épaisseur. Elles sont alors ramollies, ont la couleur et la consistance du mastic des vitriers; elles s'écrasent sous les doigts comme le ferait un morceau de fromage ou de marron cuit : c'est le tubercule cru, le tubercule à l'état complet.

Il s'est accru en repoussant et en atrophiant le tissu pulmonaire, qu'on retrouve souvent flétri au centre des masses tuberculeuses qui se sont réunies.

En ce moment les parties liquides peuvent être résorbées, et le tubercule peut se transformer en une matière crétacée.

Cette transformation, qu'on n'observe jamais sur les granulations miliaires, mais seulement sur les tubercules crus, est l'un des modes de guérison de la maladie. Le tubercule à l'état crétacé joue le rôle d'un corps étranger qui se serait enkysté dans le poumon; il n'exerce plus aucune action mauvaise, et ne gêne en aucune façon les fonctions de l'hématose[1].

Dans cet état, il serait formé en grande partie de sels calcaires, de phosphate de chaux, de phosphate et de sulfate de soude, de chlorure de sodium, et ne contiendrait que trois pour cent de matières organiques.

Malheureusement, cette transformation n'a pas toujours lieu : le ramollissement se continue, et les tubercules se changent en une bouillie jaunâtre ou en matière puriforme, qui, après avoir usé, perforé

1. *Hematose*, en grec αἱματωσις, de αἷμα, *sang*, signifie la *conversion du sang* veineux en sang artériel.

les conduits bronchiques environnants, s'évacue au dehors, et laisse à la place des tubercules une excavation qu'on appelle une *caverne*.

Ces cavernes ont en moyenne la capacité qu'occuperait un œuf de poule; quelques-unes sont plus petites et logeraient à peine une aveline; d'autres fois elles sont très vastes et pourraient contenir le poing d'un adulte vigoureux.

Ordinairement, l'excavation est traversée par des brides formées, tantôt du tissu pulmonaire condensé et flétri que nous avons vu refoulé et atrophié par le développement des tubercules auxquels a succédé la caverne, tantôt par des vaisseaux sanguins presque toujours oblitérés, mais restant quelquefois perméables au sang et pouvant en se déchirant déterminer des hémorrhagies. Ces brides ne sont presque jamais constituées par des bronches : car le premier effet du développement de la matière tuberculeuse est la disparition des conduits aériens, qui subissent une véritable destruction.

Aussi les cavernes tuberculeuses communiquent directement avec les rameaux bronchiques dont la continuité a été détruite à leur niveau.

Les cavernes tuberculeuses sont tapissées intérieurement d'une fausse membrane, qui recouvre un tissu pulmonaire induré et rempli de granulations à différents degrés de développement.

Assez souvent cependant il n'y a pas de fausse membrane, et l'excavation s'ouvre dans le tissu pulmonaire à nu.

On a regardé cette fausse membrane comme *pyogénique* [1] et produisant les liquides renfermés dans la caverne; mais ces liquides ne sont pas toujours du pus.

Dans les cavernes récentes le liquide est blanc jaunâtre et paraît constitué par la matière tuberculeuse ramollie et incomplètement évacuée. Plus tard le liquide est grisâtre, verdâtre : c'est une sanie ordinairement inodore, mais quelquefois d'une odeur infecte.

Arrivée à cette période, la maladie est encore susceptible de guérison par la cicatrisation de la caverne.

Dans ce cas on trouve une cavité anormale, assez régulièrement arrondie et d'une capacité variable. Elle est tapissée intérieurement par une fausse membrane, et communique avec des bronches d'un calibre assez considérable. Le tissu pulmonaire qui l'entoure est dur, non crépitant, *toujours infiltré d'une matière noire charbonneuse en très notable proportion;* il est fréquemment froncé, parce que la cavité a subi un retrait sur elle-même.

L'excavation contient de l'air ou une mucosité

1. *Pyogénique* vient de πυον, pus, et γένεσις, génération, et signifie : *qui engendre le pus.*

séreuse. D'autres fois on y rencontre des concrétions calcaires, qui peuvent la remplir complètement.

On trouve aussi des cas dans lesquels la fausse membrane de l'excavation s'est transformée en un tissu fibro-cartilagineux, qui remplit toute la cavité.

Il importe de faire remarquer que lorsqu'il y a des cavernes, la guérison ne peut avoir lieu qu'autant que l'altération n'est pas très étendue : car on ne rencontre le plus souvent qu'une seule caverne cicatrisée, et il est rare d'en trouver deux ou trois chez le même individu.

Ces diverses lésions peuvent se rencontrer dans toute l'étendue du poumon et affecter chacun des deux poumons; mais toujours elles sont plus nombreuses et plus avancées dans leur développement au sommet du poumon.

Ainsi, quand on examine les poumons d'un tuberculeux, on trouve de la base au sommet et dans l'ordre suivant :

1° Des granulations grises demi-transparentes;

2° Des granulations ayant un noyau jaunâtre à l'intérieur;

3° Des granulations jaunâtres dans toute leur épaisseur.

Il en est de même des cavernes, dont les plus vastes et les plus anciennes se trouvent toujours dans le lobe supérieur. On observe de plus que les grandes excavations du sommet sont ordinairement plus rapprochées du bord postérieur que du bord antérieur.

En outre des tubercules et des cavernes qui leur succèdent, on rencontre aussi les traces d'une pneumonie récente : l'hépatisation existe chez le quart environ des sujets qui succombent à la phthisie. Une lésion beaucoup plus fréquente, puisqu'elle est presque constamment observée, consiste dans les adhérences des plèvres.

Ces adhérences sont denses, serrées, difficiles à rompre, en rapport avec l'altération tuberculeuse et le degré auquel cette dernière est parvenue. Voilà pourquoi elles sont au sommet tellement dures, tellement épaisses et tellement résistantes, que fréquemment on ne peut extraire le lobe supérieur du poumon autrement qu'en le déchirant.

Les voies aériennes sont aussi altérées. Ainsi nous avons vu que le premier effet de la présence des tubercules dans le poumon est la destruction de l'arbre aérien à leur niveau, de sorte qu'au moment de la production d'une caverne, celle-ci communique directement avec les parties des bronches qui restent.

Or la muqueuse de ces bronches, celle de la trachée elle-même est enflammée, elle est d'un rouge vif et fréquemment ulcérée. Ces altérations sont plus nombreuses dans les bronches que dans la trachée, et dans cette dernière leur siège ordinaire est à la partie postérieure du conduit.

La muqueuse du larynx aussi est ulcérée ; et ces ulcérations, moins fréquentes que dans la partie inférieure des voies aériennes, se rencontrent ordinairement au niveau des cordes vocales, qui sont elles-mêmes affectées et quelquefois peuvent être complètement détruites.

L'ulcération atteint aussi l'épiglotte, mais beaucoup plus rarement. Dans ce cas elle est ordinairement superficielle et n'affecte que la face laryngée de l'organe.

On croit que ces inflammations de l'arbre aérien sont produites par le contact de la muqueuse avec les matières puriformes sortant des cavernes. Cependant, comme on n'en rencontre pas chez les sujets dont les bronches ont été en rapport avec des matières tout aussi irritantes, telles que l'ichor cancéreux, telles que les détritus de nature gangréneuse, on est obligé d'admettre que les matières puriformes provenant des cavernes n'ont été ici qu'une cause occasionnelle, dont l'action n'a pu s'exercer qu'en raison de la disposition générale du malade.

Toutefois hâtons-nous d'ajouter que presque jamais on n'a constaté à la surface interne des voies aériennes de granulations grises, et que les ulcérations qu'on y rencontre ne sont pas une suite du ramollissement de tubercules sous-muqueux.

Indépendamment de ces désordres produits dans les poumons, des lésions considérables existent aussi dans d'autres organes.

La tuberculose, en effet, est une maladie générale, qui peut atteindre un grand nombre de tissus. Aussi chez les phthisiques, on peut rencontrer de la matière tuberculeuse dans les différents ganglions lymphatiques, dans le péritoine, plus rarement dans la rate et les reins; peut-être plus rarement encore on trouve des granulations miliaires dans les enveloppes des centres nerveux.

Mais l'organe dans lequel on rencontre le plus ordinairement la manifestation tuberculeuse, c'est le tube digestif.

Il est vrai de dire cependant que les altérations de la bouche, du pharynx et de l'estomac reconnaissent rarement pour cause la présence de tubercules dans ces organes.

Pour la bouche et le pharynx, les altérations consistent ordinairement en une petite inflammation diphthérique, s'accompagnant ou non d'ulcération de la muqueuse.

Parfois cependant on rencontre des cas de

tuberculose miliaire de la gorge, et même de la voûte et du voile du palais.

Les granulations siégeant dans ces organes précéderaient l'apparition des tubercules dans les poumons.

Ainsi, à la Société médicale des hôpitaux, dans la séance du 12 mai 1872, M. Isambert présente une petite fille de quatre ans et demi, atteinte de cette lésion curieuse qu'il a étudiée depuis plusieurs années avec MM. Bucquoy, Ferréol, etc.

Dans la séance du 27 juin 1876, M. Vallin montre une pièce anatomique recueillie chez un phthisique de quarante-trois ans, atteint d'une pharyngite ulcéreuse, de nature tuberculeuse.

Les ulcérations avaient non seulement occupé le pharynx, mais aussi envahi la voûte du palais. Chaque fois que pendant la vie on avait vu une poussée nouvelle d'ulcérations dans la gorge, on avait observé les signes d'une poussée de granulations pulmonaires.

Enfin, dans la séance du 13 octobre 1876, M. Laveran présente un malade atteint de tuberculose miliaire aiguë et ulcérée de la voûte et du voile du palais.

Très rarement l'œsophage est ulcéré.

Pour l'estomac, la muqueuse est amincie et ramollie dans un cinquième des cas ; elle présente en outre des ulcérations chez un douzième des phthisiques.

Ces lésions peuvent se rencontrer chez d'autres que les tuberculeux ; mais elles sont plus communes chez eux que chez les individus emportés par d'autres maladies chroniques.

C'est surtout dans l'intestin que l'on rencontre des granulations tuberculeuses, dont le nombre et le volume augmentent à mesure qu'on se rapproche du cœcum.

Ces granulations se trouvent sous la muqueuse intestinale, quelquefois sous la membrane séreuse, et entre les fibres de la tunique musculeuse.

Elles augmentent de volume, se ramollissent et finissent par ulcérer la muqueuse; quelquefois même la perforation intestinale est complète, mais elle ne s'ouvre jamais dans le péritoine : car, en raison de la lenteur du travail ulcératif, des adhérences protectrices ont le temps de s'établir.

Un organe annexe du tube digestif présente chez les phthisiques une altération très remarquable : nous voulons parler de la dégénérescence du foie, qui se rencontre au moins chez un tiers des sujets.

Le foie, dans cet état, se trouve augmenté de volume; il se présente avec une couleur jaune pâle, piquetée de rouge. Il a conservé sa forme normale, mais sa consistance est moindre. Il ressemble à un corps gras; d'ailleurs, l'analyse y a trouvé dix-huit fois plus de matière grasse saponifiable que dans un foie ordinaire.

La bile est ordinairement plus pâle, plus fluide; elle est sécrétée en moindre quantité.

Nous avons vu que les vaisseaux se distribuant aux poumons tuberculeux étaient fréquemment oblitérés; nous avons remarqué que les brides des cavernes étaient formées de tissu pulmonaire condensé et flétri, et de vaisseaux ordinairement imperméables au sang. C'est à ce point que l'on a vu quelquefois les divisions de l'artère pulmonaire, encore perméables, ne pas dépasser un volume de vingt centimètres cubes. On conçoit que l'hématose se fasse difficilement, et qu'une dénutrition rapide se produise. Aussi la maigreur des cadavres des phthisiques est-elle extrême. Le système musculaire est atrophié; le cœur lui-même, si justement appelé un muscle creux, participe à la dénutrition genérale : quelquefois il est plus petit qu'à l'état normal; les parois en sont amincies, et, comme elles offrent moins de résistance à l'ondée sanguine, il n'est pas rare de le rencontrer dilaté : c'est ainsi que la phthisie est une cause de dilatation passive du cœur.

DEUXIÈME PARTIE

SYMPTOMATOLOGIE

Nous n'avons examiné jusqu'ici dans la phthisie que les lésions des organes; or, toute lésion dans les organes doit se manifester par un désordre dans les fonctions, et cette modification occasionnée dans la fonction d'un organe est un *symptôme* : le symptôme est donc la manifestation extérieure de la lésion.

Il suit de là que pour bien connaître une maladie, il faut en étudier tous les symptômes. Mais une maladie se présente avec la prédominance de tel ou tel symptôme; et cette prédominance imprime à la maladie un cachet spécial qu'on appelle la *forme* de la maladie.

Bien que la phthisie pulmonaire se présente sous autant d'aspects différents qu'il y a de malades, cependant on peut en rapporter les divers aspects à quatre formes principales, qui sont :

1° La forme commune;
2° La forme hémorrhagique;
3° La forme chronique;
4° La forme maligne.

Nous allons étudier la phthisie pulmonaire sous ces quatre formes.

I. — Forme commune.

Nous distinguerons la *forme commune à marche lente* et la *forme commune à marche rapide.*

§ 1. — Forme commune a marche lente.

Cette variété de la forme commune de la phthisie pulmonaire est de beaucoup la plus fréquente : c'est elle qui nous servira de type pour la description de la maladie; et, pour procéder avec quelque méthode, nous la diviserons en deux périodes.

La première période sera celle qui précède le ramollissement des tubercules; la seconde comprendra leur ramollissement et leur évacuation.

Première Période.

Ordinairement la maladie débute sans cause appréciable : les malades pâlissent, maigrissent, perdent l'appétit. Bientôt l'attention se trouve appelée du côté des organes pectoraux.

Après un commencement d'amaigrissement et lorsque déjà les forces sont diminuées, on voit survenir une petite toux sèche, qui n'est ni précédée ni accompagnée de coryza.

Quelquefois la maladie paraît succéder à un rhume ou à une série de rhumes dont le dernier se prolonge indéfiniment. C'est un rhume négligé, disent les malades.

Les crachats expulsés sont clairs, presque salivaires; l'appétit est conservé, et les fonctions digestives s'exécutent encore dans toute leur intégrité. Les malades continuent à vaquer à leurs occupations habituelles.

Cependant l'amaigrissement s'accroît ainsi que la diminution des forces, et l'on voit quelquefois survenir des sueurs nocturnes, presque toujours limitées à certaines parties du corps, telles que la surface palmaire des mains, la tête et le devant de la poitrine. Ces sueurs n'ont lieu que pendant le sommeil; elles disparaissent aussitôt que les malades se réveillent.

Fréquemment dans cette période les malades présentent de l'*enrouement* et des *crachements de sang*. Ces deux symptômes, survenant chez un malade atteint d'une toux suspecte, ont, le dernier surtout, une grande valeur au point de vue du diagnostic.

Il résulte de recherches nombreuses que l'hémoptysie [1] est un accident presque complètement inconnu avant la septième année, et très rare avant la quinzième. On l'observe chez l'homme aussi souvent avant quarante ans qu'après cet âge; mais chez la femme elle est plus fréquente après quarante ans que de dix-neuf à quarante : d'où l'on doit conclure que chez cette dernière elle n'est pas, comme on l'a cru, supplémentaire du flux menstruel; d'ailleurs, chez les femmes phthisiques, les règles sont toujours diminuées et finissent même par se supprimer complètement.

Beaucoup de malades se plaignent de douleurs vives, siégeant tantôt entre les deux épaules, tantôt sur les côtés, tantôt sur la partie antérieure et supérieure du thorax. De ces douleurs, les unes proviennent de pleurésies partielles, qui se forment si fréquemment au niveau des tubercules, ainsi que le démontrent les nombreuses adhérences de la plèvre; d'autres accusent une névralgie intercostale; d'autres encore proviendraient d'une névrite concomitante.

Pour compléter le tableau de cette première période, ajoutons que la plupart des malades ont de temps en temps de la diarrhée. Cette diarrhée, survenant sans cause, persiste pendant quelques

1. Le mot *hémoptysie* vient de αἷμα, *sang*, et πτύσις, *crachement*, et signifie *crachement de sang*.

jours, et disparaît tout à coup, pour se reproduire encore après un certain laps de temps.

Voici maintenant les *signes* fournis pendant cette période par l'exploration du thorax :

La percussion ne donne pas toujours de résultats bien tranchés au début de la phthisie. Dans beaucoup de cas cependant elle fait entendre toujours au sommet un son obscurci ; la matité est rarement complète, mais l'élasticité est au moins diminuée.

Par l'auscultation on perçoit les bruits naturels plus ou moins modifiés, ou des bruits anormaux.

On sait qu'à l'état normal le murmure vésiculaire est environ trois fois plus prolongé pendant l'inspiration que pendant l'expiration ; il est aussi plus intense pendant l'inspiration que pendant l'expiration. Or, dans la phthisie, ce rapport entre la durée de l'inspiration et de l'expiration est détruit; le bruit expiratoire augmente en intensité et en durée : le temps de l'expiration arrive à égaler et même à surpasser le temps de l'inspiration, de sorte que le rapport physiologique entre ces deux temps se trouve complètement renversé.

Quelquefois l'inspiration, au lieu d'être uniforme, est inégale et saccadée : il semble que l'air ait à triompher de temps en temps d'obstacles semés sur son passage.

D'autres fois le murmure vésiculaire, si doux et si moelleux à l'état normal, donne à l'oreille une sensation de sécheresse et de rudesse. C'est cette altération du bruit respiratoire qu'on a désignée sous les noms de *bruit rapeux*, de *respiration sèche*.

Quelquefois on entend des *craquements secs :* ces craquements se rapportent moins à la phthisie qu'à la pleurésie pseudo-membraneuse, compagne ordinaire des tubercules.

Enfin si, en l'auscultant, on fait parler le malade, la voix retentit dans la poitrine, mais on ne la perçoit pas articulée : c'est la *bronchophonie*.

Il importe de faire remarquer qu'à l'état physiologique, il existe à droite, sous la clavicule, près du sternum, et à la partie interne de la fosse sus-épineuse, une expiration prolongée et un retentissement de la voix assez appréciable. Cela tient à ce que la bronche droite, plus courte que la gauche et plus rapprochée de la trachée, a aussi un volume plus considérable.

Une expiration un peu prolongée et un léger retentissement de la voix n'auront donc pas, comme signes de la phthisie, la même valeur, si on les rencontre à droite ou si on les rencontre à gauche.

Enfin n'oublions pas de mentionner un signe

d'une très grande importance, découvert par M. Peter, qui l'a constamment rencontré, et qui consiste dans une notable élévation de la température au niveau du point où se développent des tubercules pulmonaires.

Seconde Période.

La toux devient plus fréquente et plus grasse; survenant par quinte, elle chatouille le larynx et provoque souvent des vomissements. Le malade rend des glaires le matin et des aliments après le repas. Quelquefois ce symptôme est tellement marqué, qu'il est un obstacle à la nutrition.

Comme la toux fatigue les patients, surtout pendant la nuit, elle les prive de sommeil; une dyspnée[1] notable s'établit et devient habituelle; des hémoptysies reparaissent à des époques irrégulières, mais elles sont moins abondantes et le plus souvent moins fréquentes à mesure que la maladie fait des progrès.

Les crachats, qui étaient blancs et presque salivaires au début, se colorent de plus en plus : ils deviennent verdâtres opaques, et sont striés de lignes d'un jaune foncé qui leur donnent un aspect panaché. Ces stries sont des cellules atro-

1. Le mot *dyspnée* vient de δύς, *difficile*, et πνεῖν *respirer*, et signifie *difficulté de respirer*.

phiées et ratatinées; on y rencontre aussi des fibres élastiques reconnaissables à leur aspect.

Plus tard l'expectoration est encore plus caractérisée :

Si l'on en recueille les produits dans un vase, on la trouve composée de deux parties : l'une est un liquide clair, filant, plus ou moins écumeux, sorte de pituite diffluente; l'autre, solide, formée de crachats opaques, non aérés, homogènes, en masses arrondies, qu'on a appelés *crachats nummulaires*. Ces crachats gagnent ordinairement le fond du vase, mais quelquefois ils flottent à la surface du liquide avec lequel ils sont expectorés. Les crachats, qui s'étaient montrés pendant plus ou moins longtemps d'une couleur jaune verdâtre, finissent par prendre un teint grisâtre : ils forment alors une sorte de purée souillée de sang.

La fièvre apparaît toujours dans cette deuxième période ; et, si elle existait déjà dans la première, elle redouble dans celle-ci. Elle peut être continue, mais plus généralement elle se présente avec un caractère intermittent et affecte ordinairement le type quotidien, quelquefois double quotidien, tierce ou double tierce.

L'accès débute dans l'après-midi par un sentiment de froid porté souvent jusqu'au frisson; la chaleur vient ensuite avec rougeur des pommettes, la température de la peau s'élève : on l'a vue quelquefois atteindre 39 et même 40 et 41 degrés centigrades. Enfin, pendant la nuit, des sueurs abondantes terminent l'accès.

Ces accès fébriles indiquent une altération déjà profonde, et deviennent une nouvelle cause d'affaiblissement.

La diarrhée, que nous avons déjà notée au début, accompagne ordinairement la fièvre hectique. Elle existe au moins chez les dix-neuf vingtièmes des malades; elle devient très abondante et continuelle, s'accompagnant le plus souvent de coliques et quelquefois d'épreintes; et, si des ulcérations siègent en grande quantité dans le rectum, les selles sont sanguinolentes; il n'est pas rare non plus d'observer des hémorrhagies intestinales.

Cependant l'amaigrissement et la faiblesse sont devenus extrêmes. Le malade, qui a l'aspect d'un squelette, se lève de moins en moins. Un œdème douloureux apparaît aux extrémités inférieures. L'appétit est détruit; d'ailleurs la muqueuse de la bouche envahie par le muguet rend la déglutition très pénible. Une insomnie opiniâtre tourmente les malades, ainsi que des accès de suffocation pleins d'angoisse, et la mort vient terminer toutes ces souffrances, soit brusquement par une syncope, soit plus lentement par asphyxie.

Chose digne de remarque, les malades, qui sont

inquiets, effrayés, pendant la première période, méconnaissent pour la plupart leur triste position lorsqu'ils sont ainsi minés par la fièvre hectique.

Alors que tout paraît désespéré, ils renaissent à l'espérance, font de nombreux projets et semblent assurés d'un long avenir; et ce qu'il y a de plus curieux, c'est de voir des hommes très versés dans les sciences médicales se faire, lorsqu'ils en sont à ce point, les mêmes illusions que le vulgaire.

L'examen du thorax pendant cette période fournit les signes suivants :

Dans la première période, la percussion nous a fait rencontrer au sommet du poumon la sonorité obscurcie et une élasticité moindre ; mais dans la deuxième période, l'élasticité est encore diminuée, quelquefois même entièrement détruite, et la matité devient complète.

En auscultant les points où l'on perçoit cette diminution d'élasticité, on y entend des *craquements humides,* souvent même un véritable râle *sous-crépitant;* quelquefois le bruit respiratoire est annulé. En faisant parler le malade, on constate un retentissement considérable de la voix, une *bronchophonie* bien caractérisée.

Lorsque les tubercules sont complètement ramollis et que leur évacuation a déterminé la formation de cavernes, l'existence de celles-ci se manifeste à l'auscultation par les trois signes suivants :

1° Le *gargouillement,* ou râle caverneux ;
2° Le *souffle,* ou respiration caverneuse ;
3° La *pectoriloquie,* ou voix caverneuse.

1° *Gargouillement* ou *râle caverneux.* Ce râle donne à l'oreille la sensation que déterminerait l'*agitation d'un liquide mêlé à des bulles d'air.*

Pour qu'il se produise, il est nécessaire qu'une caverne communiquant avec les bronches ne soit pas exactement remplie de liquide. Si la caverne se vide complètement, ou si un obstacle s'oppose à l'introduction de l'air dans la cavité, le gargouillement cesse momentanément.

Lorsque la caverne est vaste et située superficiellement, le médecin peut entendre le gargouillement à distance, et le malade lui-même peut le percevoir. Le râle caverneux n'existe généralement qu'au sommet du poumon, et ordinairement on ne l'entend que dans un espace en rapport avec l'étendue des cavernes.

2° *Souffle,* ou *respiration caverneuse.* On comprend que le murmure vésiculaire n'existe plus dans une caverne. Aussi, dans les points où existe le gargouillement, l'expansion pulmonaire est accompagnée d'un souffle bruyant, *tel que celui qu'on déterminerait en expirant avec force et par la bouche grandement ouverte dans les deux mains disposées en cavité.*

Ce phénomène varie sous le rapport de la *continuité,* de l'*intensité* et du *timbre.*

Sous le rapport de la *continuité.* Il peut disparaître : car la respiration caverneuse étant le retentissement de l'air dans une cavité anormale, ce retentissement n'a plus lieu lorsque la cavité est complètement ou presque complètement remplie de liquide, ou bien lorsqu'un obstacle interrompt la communication des bronches avec la caverne.

On conçoit que le souffle puisse alterner avec le gargouillement.

Sous le rapport de l'*intensité.* Le souffle est *maximum* lorsque la caverne est vaste et rapprochée de la surface : il présente alors les caractères de la *respiration amphorique.*

Sous le rapport du *timbre.* Lorsque la caverne est vaste, qu'elle est entourée d'un tissu induré et qu'elle communique largement avec les bronches, la respiration caverneuse prend le timbre métallique : on dit alors qu'il y a *tintement métallique.*

3° *Pectoriloquie,* ou *voix caverneuse.* Lorsqu'en appliquant l'oreille au niveau d'une caverne, on fait parler le malade, *la voix semble sortir directement de la poitrine, le médecin a la sensation que le malade lui parle dans l'oreille.* C'est ce phénomène qu'on appelle la pectoriloquie, qu'il ne faut pas confondre avec la bronchophonie. Celle-ci, en effet, est le simple retentissement de la voix, qui reste confuse et n'est jamais articulée, tandis que dans la pectoriloquie la voix est bien nette et bien articulée.

Pour que la pectoriloquie existe, plusieurs conditions sont indispensables ; il faut :

1° Que la caverne soit bien circonscrite ;
2° Qu'elle soit de moyenne grandeur ;
3° Qu'elle soit presque vide ;
4° Qu'elle communique largement avec les bronches ;
5° Qu'elle soit assez voisine de la surface ;
6° Que le malade ne soit point aphone.

Comme toutes ces conditions sont rarement réunies, il s'ensuit que souvent on ne perçoit pas distinctement la pectoriloquie véritable. Aussi Laennec avait admis trois espèces de pectoriloquie : la pectoriloquie parfaite, la pectoriloquie imparfaite et la pectoriloquie douteuse.

La pectoriloquie parfaite est seule pathognomonique[1], c'est un signe certain de l'existence d'une caverne. Les deux autres diffèrent à peine ou même ne diffèrent pas de la bronchophonie.

1. *Pathognomonique* vient de πάθος, *maladie*, et γνώμων, *indicateur* et signifie *qui fait connaître une maladie.*

Nous devons faire remarquer que chez les enfants au-dessous de cinq ans, ainsi qu'il résulte de laborieuses recherches, le sommet du poumon peut être creusé de vastes cavernes, sans présenter le plus souvent à l'auscultation ni gargouillement, ni respiration caverneuse, ni pectoriloquie.

Chez ces enfants, le gargouillement est remplacé par des râles muqueux; la respiration caverneuse, par la respiration tubaire; et la pectoriloquie, par la bronchophonie. Mais la matité observée au sommet du poumon, la marche des accidents et la succession des symptômes viennent alors éclairer le médecin.

Pour terminer l'étude des symptômes dans cette forme de la phthisie qui nous sert de type pour la description de la maladie, nous dirons que l'aspect extérieur du thorax permet de constater une dépression souvent très considérable des régions sus et sous-claviculaires, signe d'une grande valeur, surtout lorsqu'il existe d'un seul côté. Nous ajouterons que les premières côtes ne sont pas ou ne sont que très peu mobiles pendant l'inspiration.

Enfin, nous remarquerons chez les phthisiques une conformation particulière des doigts et des ongles.

Les doigts sont amincis au niveau de l'articulation de la deuxième phalange avec la troisième, ils sont renflés à l'extrémité de manière à représenter des baguettes à tambour. En même temps l'ongle est comme soulevé à sa racine, et se recourbe fortement vers la région palmaire de la main : cette courbure résulte de l'amaigrissement général, et provient de la disparition plus ou moins complète du coussinet graisseux qui sépare l'ongle de la dernière phalange.

Cet état des doigts est très anciennement connu, et les doigts ainsi conformés sont désignés sous le nom de doigts *hippocratiques*.

§ 2. — FORME COMMUNE A MARCHE RAPIDE.

Ces phthisies sont le produit d'affection tuberculeuses des poumons qui, d'abord latentes, inaperçues pendant plus ou moins longtemps, se démasquent tout à coup, soit spontanément, soit à la suite d'une inflammation des organes thoraciques, comme une pneumonie, une pleurésie, une bronchite aiguë ; soit encore pendant la convalescence d'une coqueluche, d'une fièvre éruptive, et surtout d'une rougeole.

On voit alors survenir brusquement des douleurs thoraciques, une toux opiniâtre, une fièvre aiguë.

Le mouvement fébrile est ordinairement continu, tout en affectant la forme rémitttente avec type variable ; l'exacerbation est précédée de frissons, et s'accompagne de chaleurs intenses suivies de sueurs profuses.

Il y a perte d'appétit et de sommeil, amaigrissement, affaiblissement, diarrhée, dyspnée et suffocation, comme dans la forme commune à marche lente; mais tous ces symptômes se succèdent plus rapidement : leur évolution, au lieu de traîner pendant un an ou deux, s'effectue en deux, trois ou quatre mois, parfois même en quelques semaines, et se termine promptement par la cachexie et la mort.

C'est à cette variété de la forme commune de la phthisie qu'il convient de rattacher la phthisie caséeuse, dont la marche est également rapide, et dans laquelle les autres symptômes de la phthisie pulmonaire sont positivement et longtemps précédés d'un catarrhe simple, et en particulier d'un catarrhe simple du larynx et de la trachée.

II. — Forme hémorrhagique.

Dans cette forme de la phthisie, le symptôme prédominant caractéristique est l'abondance et la multiplicité des hémoptysies.

Ainsi c'est par une hémoptysie abondante que débute la maladie. A cette hémoptysie, qui peut se prolonger plusieurs jours de suite, succède une toux sèche, s'accompagnant d'amaigrissement, d'un mouvement fébrile et d'une respiration pénible. Après un temps variable, deux ou trois semaines au plus, quelquefois plus tôt, l'hémorrhagie reparaît. Il est vrai que l'écoulement n'est pas toujours très considérable; mais il survient de temps en temps une hémoptysie plus abondante qui affaiblit extrêmement le malade.

Ces hémorrhagies successives déterminent, on le comprend, une anémie extrême, qui, jointe aux symptômes ordinaires de la phthisie, conduit rapidement les malades à la mort. Celle-ci d'ailleurs arrive le plus souvent d'une manière très brusque, à la suite d'une hémoptysie plus forte que les précédentes.

III. — Forme chronique.

Cette forme de la phthisie, qu'on pourrait appeler la forme bénigne, survient surtout chez les personnes arrivées à la période moyenne de la vie.

Elle peut se prolonger pendant cinq, dix, quinze, vingt et même quarante ans. Le mouvement fébrile n'existe pas pendant la plus grande partie de sa durée; la succession des symptômes s'effectue en suivant une marche très lente, suspendue par des rémissions considérables : ce qui a fait donner à cette forme de la maladie le nom de *phthisie périodique*.

Les malades présentent au début une toux sèche habituelle, qui dure plus ou moins longtemps et s'accompagne d'amaigrissement, de dyspnée et de diminution des forces. Ensuite il survient une toux grasse avec expectoration caractéristique. Puis on voit peu à peu les forces renaître, la toux ainsi que l'expectoration se modérer et même disparaître presque entièrement. Il importe de noter ici que, contrairement à ce que l'on observe dans les autres formes de la phthisie, les malades dans celle-si conservent un excellent appétit.

Cependant les individus atteints sont malingres et d'une santé toujours délicate; ils présentent des aggravations pendant la mauvaise saison et des rémissions considérables en été.

Ils continuent à vaquer à leurs occupations, arrivent même à une vieillesse avancée, et succombent quelquefois à une affection étrangère à la phthisie; mais assez souvent aussi la cachexie se développe et la fièvre hectique emporte les malades.

Pendant la vie les signes stéthoscopiques[1] sont assez marqués, et à l'ouverture des cadavres on

1. *Stéthoscopique*, de στῆθος, *poitrine*, et σκοπεῖν, *examiner :* un signe stéthoscopique est un signe formé par l'examen de la poitrine.

trouve des tubercules à divers degrés de leur évolution, depuis la granulation miliaire jusqu'à l'état crétacé.

IV. — Forme maligne.

On a désigné cette forme de la phthisie sous le nom de *phthisie galopante,* à cause de sa marche extrêmement rapide.

Les symptômes caractéristiques sont une fièvre très intense et une dyspnée extrême.

Le mouvement fébrile est souvent rémittent, mais sans apyrexie[1] complète; les exacerbations, qui ont lieu fréquemment, surtout le matin, ne cèdent pas au sulfate de quinine.

Le thorax est sonore dans toute son étendue; il est rempli de râles ronflants, sibilants et souscrépitants. On ne reconnaît aucun des signes pathognomoniques de la phthisie pulmonaire, et les malades, secoués par une toux sèche extrêmement fréquente, périssent quelquefois suffoqués avant que l'amaigrissement ait pu donner l'éveil sur la nature de la maladie; mais à l'autopsie on trouve le poumon complètement farci de tubercules miliaires, ce qui avait fait donner le nom de

1. *Apyrexie,* de α privatif, et πῦρ, *feu,* ou πυρετός, *fièvre,* signifie *absence de fièvre.*

phthisie miliaire à cette forme si rapide de la maladie.

D'autres fois, la phthisie maligne s'accompagne d'accidents typhoïdes.

Ainsi les malades accusent au début une céphalalgie intense; ils ont de l'hébétude, du délire; les dents s'encroûtent de fuliginosités, la langue se sèche.

La diarrhée survient, s'accompagnant de météorisme du ventre: on observe des soubresauts de tendons; on constate même diverses éruptions, notamment des pétéchies[1], des sudamina.

Enfin ces malades présentent tout l'aspect extérieur des typhoïdants, avec lesquels on pourrait les confondre; mais le diagnostic sera fixé par l'absence totale et constante des taches rosées lenticulaires et la très grande prédominance des symptômes thoraciques: toux et dyspnée.

La dyspnée devient excessive, et les malades, après n'avoir présenté à l'auscultation que des râles humides sous-crépitants, succombent quelquefois après deux ou trois septenaires, quelques-uns même périssent suffoqués dans les trois ou quatre premiers jours de la maladie.

1. Le mot *pétéchie* désigne des taches rouges ou pourprées, qui se manifestent souvent sur la peau durant le cours des maladies les plus graves. Elles sont dues à un petit épanchement sanguin produit par la rupture des capillaires.

TROISIÈME PARTIE

ÉTIOLOGIE

L'étiologie (ou étude des causes) de la phthisie est l'un des points les plus obscurs de son histoire. Pour la traiter convenablement, nous allons étudier, relativement à la phthisie, la valeur de la plupart des coefficients ordinaires des maladies, qui sont : l'âge, le sexe, la constitution individuelle, la constitution médicale de la région, l'hérédité, la contagion, le climat, l'habitation, l'alimentation, les antécédents pathologiques.

AGE.

Il n'est aucun âge qui soit à l'abri de la phthisie. On la rencontre dès avant la naissance jusque dans la vieillesse la plus avancée. Aussi a-t-on observé des tubercules dans les poumons de quelques fœtus, et voit-on souvent la cachexie phthisique emporter un certain nombre de vieillards.

Cependant l'époque de la vie à laquelle on rencontrerait le plus de phthisiques serait de dix à quarante ans.

Voici d'ailleurs un tableau fourni par la statistique de Paris et indiquant l'ordre de fréquence de la maladie suivant les différents âges :

1° de 20 à 30 ans,
2° de 30 à 40 »
3° de 10 à 20 »
4° de 40 à 50 »
5° de 50 à 60 »
6° de 0 à 10 »
7° de 60 à 70 »
8° de 70 à 80 »
9° de 80 à 90 »
10° de 90 à 100 »

Nous ajouterons que les phthisies à forme maligne se rencontrent presque toutes chez les jeunes sujets à l'époque de la puberté.

SEXE.

Un grand nombre d'auteurs ont affirmé que la phthisie était plus fréquente chez la femme que chez l'homme. Jusqu'à l'âge de la puberté, elle serait plus commune chez les petits garçons que chez les petites filles, et après cet âge, elle prédominerait, au contraire, chez les individus du sexe féminin.

Cependant, d'après le *Bulletin hebdomadaire de statistique démographique de la ville de Paris,* dont je viens d'examiner tous les numéros depuis le mois de janvier 1880 jusqu'au 4 novembre de la même année, la mortalité, par suite de phthisie pulmonaire, l'emporte de beaucoup pour les hommes : on y trouve en moyenne 100 décès d'hommes pour 70 décès de femmes.

Il résulterait d'ailleurs d'un certain nombre de documents que, dans plusieurs pays tant d'Europe que d'Amérique, la phthisie affecte les hommes en plus grande proportion que les femmes.

CONSTITUTION INDIVIDUELLE.

Les hommes robustes et vigoureusement constitués échappent en général aux atteintes de la phthisie. On la voit surtout frapper les individus dont la constitution est délicate et qui présentent les attributs du caractère lymphatique.

On a remarqué depuis longtemps que la blancheur éclatante de la peau, la rougeur vive des pommettes, l'étroitesse de la poitrine avec saillie des omoplates, la gracilité des membres et du tronc se rencontrent surtout chez les individus prédisposés à la phthisie.

CONSTITUTION MÉDICALE DE LA RÉGION.

Les maladies épidémiques et endémiques qui règnent dans une contrée, ne paraissent pas influer d'une manière sensible sur la fréquence de la phthisie dans cette contrée. Cependant il résulte d'un intéressant travail publié par M. Boudin dans le XXXIIIe volume des *Annales d'hygiène,* que la phthisie est relativement plus rare dans les localités où règnent les fièvres paludéennes.

Voici les conséquences tirées par lui des documents nombreux qu'il a réunis :

« 1° Les localités dans lesquelles la cause productrice des fièvres intermittentes endémiques imprime à l'homme une modification profonde, se distinguent par la rareté relative de la phthisie pulmonaire et de la fièvre typhoïde.

« 2° Les localités dans lesquelles la fièvre typhoïde et la phthisie pulmonaire sont fortement dessinées, se font remarquer par la rareté et le peu de gravité des fièvres intermittentes existantes sur place.

« 3° Le dessèchement d'un sol marécageux ou sa conversion en étang, en produisant la disparition ou la diminution des maladies paludéennes, semble disposer l'organisme à une pathologie nouvelle, dans laquelle la phthisie, et, suivant la position géographique du lieu, la fièvre typhoïde, se font particulièrement remarquer.

« 4e Après avoir séjourné dans un pays à caractère marécageux prononcé, l'homme présente contre la fièvre typhoïde (et la phthisie?) une immunité dont le degré et la durée sont en raison directe et composée : 1° de la durée du séjour antérieur; 2° de l'intensité d'expression à laquelle atteignent les fièvres des marais considérées sous le double rapport de la forme et du type : ce qui signifie que le séjour dans un pays à fièvres intermittentes et rémittentes, comme le sont certains points du littoral de l'Algérie, est plus préservateur contre les maladies dont il s'agit que ne le serait, par exemple, le séjour à l'embouchure fangeuse de la Bièvre, à Paris.

« 5e Les conditions de latitude et de longitude géographique et d'élévation, qui posent une limite à la manifestation des fièvres des marais, établissent également une limite à l'influence médicatrice de l'élément marécageux.

« 6° Enfin certaines conditions de race et peut-être de sexe, en diminuant l'impressionnabilité de l'organisme pour les fièvres des marais, amoindrissent en même temps l'efficacité médicatrice de cette cause. »

HÉRÉDITÉ.

L'hérédité de la phthisie pulmonaire est manifeste : elle est démontrée par un nombre considérable de faits, et l'on peut dire que la plupart des enfants nés de parents phthisiques sont emportés un jour ou l'autre par la tuberculose.

Les chances d'échapper à la maladie augmentent :

1° Si un seul des ascendants a été atteint;

2° S'il n'y avait aucun lien de consanguinité entre les parents;

3° S'il s'est écoulé un temps très long entre la naissance des enfants et la mort des parents.

On n'est pas encore fixé sur la question de l'hérédité plus fréquente du côté du père ou du côté de la mère.

Comme toutes les maladies héréditaires, la phthisie épargne souvent une génération et peut suivre la ligne collatérale : ainsi il faut remonter à un grand-père ou à un oncle pour trouver la cause de la maladie.

Enfin l'on rencontre quelquefois l'*hérédité en retour,* c'est-à-dire que les parents ne deviennent phthisiques qu'après avoir vu leurs enfants succomber à la phthisie.

Cependant, pour rassurer les parents alarmés

de la perte de quelqu'un de leurs enfants, nous ajouterons que l'hérédité n'est pas la seule cause de la phthisie. M. Louis n'en a constaté l'influence que chez un dixième des tuberculeux. D'autres, il est vrai, l'ont observée plus souvent. Il n'en reste pas moins constant que la phthisie peut être acquise et apparaître en dehors de l'hérédité.

CONTAGION.

La phthisie pulmonaire paraît ne pas être contagieuse.

Cependant on a remarqué certains faits qui semblent établir la contagion entre conjoints, surtout du mari à la femme en cas de fécondation.

Mais peut-être faut-il ne pas voir dans ces circonstances un effet de contagion, et se défier du fameux : *Post hoc, ergo propter hoc.*

Souvent, en effet, une femme dévouée, minée par le chagrin, fatiguée des soins continuels qu'il faut pendant si longtemps prodiguer à un malade, partageant la couche de ce malade jusqu'au dernier moment, se levant à chaque instant baignée de sueurs, ne peut-elle pas, par suite de refroidissements répétés, contracter un de ces rhumes opiniâtres qui sont le prélude de la phthisie?

Si la phthisie n'est pas contagieuse, le tubercule

est *inoculable*. Des expériences faites sur des animaux ont mis ce résultat hors de doute.

D'après une communication faite par M. Brusasco au congrès international d'hygiène qui vient d'avoir lieu à Turin, on aurait à se préoccuper de la santé des bêtes qui fournissent le lait. (Cette observation avait déjà été faite par M. Bouley.)

Parmi les maladies susceptibles de présenter de sérieux inconvénients pour le consommateur, il n'y en aurait pas de plus importante que celle décrite sous le nom de *pommelière,* et qui ne serait autre que la tuberculose de l'homme.

Les vaches tuberculeuses — et elles sont nombreuses — seraient capables de transmettre par leur lait la maladie dont elles sont atteintes elles-mêmes.

Bien que cette question ne soit pas encore élucidée, et que la similitude de la pommelière et de la tuberculose ne soit pas démontrée, tous les membres du congrès ont été unanimes à voter l'ordre du jour suivant :

« La septième section,

« Considérant l'identité probable de la tuberculose des animaux de l'espèce bovine (pommelière) avec celle de l'homme, et partant la possibilité de la transmission de cette maladie des animaux à l'homme par l'usage alimentaire, non seulement du lait, mais aussi de la viande des vaches ou d'autres animaux tuberculeux, surtout si le lait et la viande sont consommés sans être bien cuits :

« Engage tous les gouvernements à prendre des mesures très rigoureuses de police sanitaire et à instruire le public de ce danger, afin d'éloigner toujours davantage la transmission de cette maladie des animaux à l'homme. »

On a de plus émis les vœux :

« 1° Qu'une instruction populaire soit imprimée et distribuée dans les campagnes, pour faire connaître la nécessité de faire bouillir le lait et de faire bien cuire la viande de bœuf ;

« 2° Qu'il soit établi dans les grandes villes un service d'inspection des laiteries ;

« 3° Que les inspecteurs de la boucherie examinent avec soin les animaux abattus, pour éliminer de la consommation ceux chez lesquels la tuberculose serait en voie de généralisation. »

CLIMAT.

Il est certain que la phthisie pulmonaire règne dans presque tous les pays.

Quelques auteurs avaient pensé qu'elle était en raison directe de l'abaissement de la température; mais cette proposition n'est pas exacte.

Ainsi, à Stockolm, la phthisie ne fournirait qu'un peu moins du quinzième des décès, tandis qu'à Paris, à Londres, à Berlin, elle produirait à elle seule le cinquième de la mortalité.

D'ailleurs elle disparaît dans l'extrême Nord, et elle est inconnue, dit-on, en Islande et en Laponie. Les montagnes très élevées paraissent présenter une immunité analogue.

Les climats très chauds, que beaucoup d'auteurs signalent comme affranchis de la phthisie, en offrent des exemples nombreux : ainsi, dans la chaude Provence, à Marseille, à Nice, dans les grandes cités de l'Italie et de l'Espagne, elle serait aussi fréquente qu'à Paris.

Mais elle serait extrêmement rare sur le continent africain, et en particulier sur la partie de ce continent située dans la zone torride.

Peut-être faudrait-il attribuer cette immunité moins à l'élévation de la température qu'aux fièvres paludéennes qui règnent dans ces contrées.

HABITATION.

Des habitations étroites, obscures, encombrées, paraissent exercer une influence considérable sur la production de la phthisie.

En général, on peut affirmer que le séjour dans une atmosphère confinée est une cause prédisposante des plus énergiques.

Les professions sédentaires y sont plus exposées que les professions actives. Les vaches captives dans les étables des nourrisseurs de Paris, les singes enfermés meurent de phthisie pulmonaire, tandis qu'on ne l'a pas observée chez les animaux qui vaguent à l'air libre.

D'ailleurs M. Coste est parvenu à produire à volonté cette funeste maladie chez des animaux qu'il enfermait, pendant longtemps, dans des locaux humides, froids et *mal éclairés* : car il ne faut pas oublier que la lumière, et la lumière solaire seule, est nécessaire au développement et au fonctionnement régulier des êtres organisés.

ALIMENTATION.

Nous avons été frappé de ce fait que dans les grandes villes la mortalité par la phthisie pulmonaire est plus considérable qu'à la campagne.

Cela dépend évidemment d'une infinité de causes, telles que l'insuffisance des logements dans les villes pour la classe ouvrière, les habitudes d'une certaine partie des citadins, qui font du jour la nuit et de la nuit le jour, etc., etc. Mais ce résultat nous paraît dépendre aussi en grande partie de l'alimentation.

En effet, dans les villes l'alimentation est surtout animale, tandis qu'à la campagne elle est surtout végétale.

Or la viande, nécessaire pour réparer nos tissus, n'est pas l'aliment calorificateur : elle n'est brûlée par l'oxygène de la respiration, si nous pouvons nous exprimer ainsi, qu'avec un effort considérable de l'organisme, et elle n'est jamais brûlée qu'imparfaitement; tandis que le calorificateur par excellence, le véritable producteur de la chaleur, et par conséquent de la force animale (puisque toute force est de la chaleur), c'est le féculent.

D'ailleurs M. le professeur Bouchardat a prouvé, par une analyse savante, que la continuité dans la perte des éléments de la calorification en très notable proportion, conduit en quelque sorte fatalement à la phthisie.

Mais les considérations précédentes sont d'un ordre purement théorique; dans une science expérimentale il faut des faits : or ces faits, nous allons les produire.

Nous avons interrogé des religieux, entre autres des dominicains et des capucins, dont le régime habituel est le maigre : ils nous ont déclaré que la phthisie pulmonaire est presque inconnue dans leur ordre.

Il y a plus : nous avons vu tout à l'heure que les professions sédentaires prédisposent plus à la tuberculose pulmonaire que les professions actives; nous avons constaté que la réclusion en est une cause très énergique.

Or la phthisie est très rare, paraît-il, chez les dominicaines et les autres religieuses qui sont cloîtrées.

Mais ces religieuses font maigre une grande partie de l'année, et il semble que leur alimentation principalement végétale vienne contrebalancer l'influence désastreuse de la réclusion, et même presque l'annihiler, puisque chez elles la mortalité par la phthisie pulmonaire serait beaucoup moindre.

On rencontre à notre époque beaucoup d'anémiques, et lorsqu'un de ces pauvres malades va consulter certains médecins, on lui répond presque invariablement : « Mangez de la viande. » Il semble vraiment que ces médecins s'en tiennent encore à cette définition de l'aliment que nous avons trouvée dans un vieil ouvrage de 1625, publié par René Moreau, docteur médecin parisien : *Definitur edulium id omne quod propter convenientiam atque familiaritatem naturæ, substantiam hominis alere, hoc est, reparare atque augere aptum natum est.*

La réparation et l'augmentation des tissus, ils ne voient que cela dans l'aliment, comme si Lavoisier n'avait pas existé; comme s'ils ne connaissaient pas le rôle considérable de la calorification, qui est la force, qui est la vie même de l'homme, si nous pouvons nous exprimer ainsi.

Quand donc l'organisme est exténué, au lieu de dire : « Mangez de la viande », c'est plutôt : « Mangez des légumes », qu'on devrait dire.

D'ailleurs la nature elle-même, révélée par l'instinct des malades, ne semble-t-elle pas indiquer ce qui lui convient ?

Que de fois de pauvres malades, nous entendant leur répéter qu'il fallait se nourrir, ne nous ont-ils pas déclaré avec des larmes dans la voix qu'ils ne pouvaient plus avaler de viande, qu'ils en étaient dégoûtés, qu'ils ne pouvaient plus la sentir ! et que de fois aussi ces mêmes malades ne nous ont-ils pas quitté enchantés, quand nous leur avons répondu que nous ne tenions pas à la viande, mais qu'ils pouvaient manger des légumes !

Entre une nourriture trop animalisée et une nourriture insuffisante, il y a un juste milieu : *In medio virtus* ; et nous admettons que l'insuffisance de l'alimentation, parce qu'elle prive l'organisme d'éléments nécessaires à la calorification, est aussi une cause très efficace de la phthisie.

ANTÉCÉDENTS PATHOLOGIQUES.

On a cru pendant longtemps que la pneumonie, la pleurésie et la bronchite déterminent la phthisie; mais cette opinion n'est pas du tout démontrée.

Il est prouvé, au contraire, que la phthisie succède bien rarement aux inflammations du parenchyme pulmonaire et de la plèvre, et si, chez quelques individus ayant succombé à ces inflammations, on rencontre des tubercules, il est facile de se convaincre, en considérant le développement de ces produits morbides, que presque toujours ils ont précédé l'inflammation, et peut-être même l'ont excitée, de sorte qu'au lieu d'en être les effets, ils en seraient plutôt les causes.

Nous ferons remarquer cependant qu'une pleurésie bien franche du côté gauche précède souvent une phthisie pulmonaire.

Le catarrhe pulmonaire n'a pas une influence mieux démontrée sur la production de la phthisie.

En effet, un grand nomdre de malades qu'on interroge sur la fréquence de leurs rhumes antérieurs, vous répondent qu'avant la maladie ils n'étaient pas sujets à s'enrhumer. D'ailleurs, à l'autopsie, on trouve les muqueuses bronchiques ordinairement saines au voisinage des granulations grises et des tubercules; on ne les voit enflammées que lorsque, les tubercules s'étant ramollis, elles ont fourni passage au liquide des cavernes.

Autrefois on considérait la phthisie comme une suite de l'hémoptysie ; on l'avait même désignée sous le nom de *tabes ab hæmorrhagia :* mais ici encore on avait confondu la cause avec l'effet. On conçoit parfaitement que la présence de tubercules dans le poumon puisse déterminer une hémoptysie ; mais on comprend moins bien comment une hémorrhagie pulmonaire pourrait produire des tubercules.

Les affections qui pourraient être considérées comme sources de la phthisie, auxquelles du moins la phthisie succède très fréquemment, sont les maladies débilitantes, telles que le diabète.

Un allaitement trop longtemps prolongé, en affaiblissant la constitution de la nourrice, paraît provoquer également chez elle l'apparition des tubercules.

Enfin la phthisie survient assez souvent après la coqueluche, après les fièvres éruptives, et spécialement après la rougeole et la variole.

Mais la maladie qui est ordinairement l'une des causes les plus actives de la phthisie pulmonaire, c'est la scrofule.

Ainsi, dans la période des écrouelles énormes, ulcérées, on observe fréquemment le développement des tubercules en divers organes : on en trouve dans les poumons, dans le cerveau, dans les méninges, dans les ganglions, dans l'intestin, dans le péritoine.

Des scrofuleux engendrent des phthisiques, et

réciproquement des phthisiques engendrent des scrofuleux.

Il y a une telle analogie entre la scrofule et la phthisie, que l'on voit ces deux maladies se développer aux mêmes lieux.

Ainsi la scrofule, comme la phthisie, est très fréquente dans la zone tempérée ; comme la phthisie également, elle est inconnue dans l'extrême Nord, dans la Laponie et l'Islande; on la trouve aussi très rarement dans la zone torride.

Elle reconnaît les mêmes causes occasionnelles que la phthisie, telles que l'habitation dans les grandes villes; les logements humides, obscurs, mal aérés; l'alimentation insuffisante ou trop animalisée, l'allaitement trop prolongé.

C'est à ce point que quelques auteurs ont fait de ces deux affections une seule et même maladie, et ont confondu la scrofulose et la tuberculose.

Pour résumer l'étiologie de la phthisie, nous déduirons de ce qui précède que les causes de cette maladie sont, dans l'ordre de leur importance :

1° L'hérédité ;

2° Une alimentation insuffisante ou trop animalisée ;

3° L'habitation dans les grandes villes, dans des lieux humides, obscurs et mal aérés ;

4° Le climat;

5° Parmi les antécédents pathologiques, en premier lieu, la scrofule ; ensuite, les fièvres éruptives, et principalement la rougeole et la variole, la coqueluche; et enfin les inflammations du parenchyme pulmonaire, de la plèvre et des bronches.

Les autres coefficients ordinaires des maladies que nous avons passées en revue n'ont qu'une importance tout à fait secondaire.

QUATRIÈME PARTIE

TRAITEMENT

Nous diviserons le traitement en traitement *prophylactique* ou *préventif*, et en traitement *curatif*.

I. — TRAITEMENT PROPHYLACTIQUE.

Nous avons vu dans l'étiologie le rôle considérable joué par l'hérédité : aussi nous commencerons le traitement prophylactique dès avant la conception, et nous adjurerons les personnes qui ont quelque raison de craindre une diathèse, soit tuberculeuse, soit scrofuleuse, de ne pas s'unir avec leurs consanguins, si elles ne veulent pas donner le jour à des êtres sur la tête desquels planera une menace continuelle.

En deuxième lieu, nous leur conseillerons d'habiter un pays à l'abri de la phthisie pulmonaire ; et, comme nous ne pouvons les envoyer dans l'extrême Nord coloniser la Laponie, nous leur persuaderons d'habiter dans les pays chauds, et spécialement en Afrique.

Nous pourrons aussi leur indiquer le séjour sur de hautes montagnes ou dans les pays où règnent les fièvres paludéennes.

Nous leur recommanderons d'habiter à la campagne, ou tout au moins dans des appartements vastes, bien aérés, exposés au midi.

Sans proscrire la viande si fortement conseillée par quelques médecins, nous leur recommanderons un régime plutôt végétal, persuadé que nous sommes qu'une nourriture fortement animalisée est une cause fréquente des affections tuberculeuses.

Nous surveillerions avec le plus grand soin leur convalescence, si elles venaient à être atteintes de maladies aiguës, telles que les différentes fièvres éruptives ou la coqueluche.

Enfin, quoiqu'il soit démontré que la pneumonie, la pleurésie et la bronchite ne sont pas ordinairement des causes de la phthisie pulmonaire, nous nous rappellerons que « le poumon enflammé ressemble à une terre profondément labourée après un long repos, et qui fait germer une multitude de graines qu'elle renfermait dans son sein depuis plusieurs années » ; que ces graines pourraient bien être des semences de tubercules ; et nous conseillerons d'éviter avec soin toutes les occasions de refroidissement, toutes les causes capables de déterminer une inflammation des organes respiratoires.

II. — TRAITEMENT CURATIF.

C'est ici surtout qu'il faut se rappeler le : *Primo non nocere.*

Combien de malades, en effet, les médecins n'ont-ils pas tués, surtout sous l'influence des idées de Broussais, alors que l'on a tant abusé des antiphlogistiques ! Conçoit-on qu'on ait jamais pu saigner des phthisiques ?

On ne comprend pas davantage l'emploi des révulsifs énergiques, tels que vésicatoires, cautères, sétons. Ce sont là, surtout dans le traitement de la phthisie, des vieilleries qu'il faut ranger dans le musée des antiques, afin d'apprendre aux générations futures l'art avec lequel certains médecins torturaient leurs pères.

Il est démontré que ces moyens n'ont aucune influence utile pour combattre le développement des symptômes de la phthisie. On serait peut-être tenté d'appliquer les vésicatoires dans les pleurésies concomitantes : mais ces pleurésies sont ordinairement des pleurésies sèches ; et ces pleurésies s'accompagneraient-elles d'un épanchement considérable, que nous ne croirions pas encore à l'utilité des vésicatoires.

En effet, ce n'est pas l'épanchement qu'ils enlèvent, c'est la sérosité du sang, et ils deviennent ensuite un obstacle à l'élimination.

Et cependant, quels sont les deux grands moyens éliminatoires de l'organisme?

La transpiration cutanée et la sécrétion urinaire.

Or le vésicatoire anéantit la transpiration cutanée sur le point où il est appliqué.

D'ailleurs, tout le monde connaît l'action des cantharides sur l'appareil urinaire : action telle, qu'on voit quelquefois une inflammation considérable de la vessie et du canal de l'urèthre survenir à la suite d'un vésicatoire de petites dimensions, même camphré, même appliqué avec interposition de papier Joseph ou de mousseline; et cependant l'inflammation des organes est souvent portée à un tel degré que l'émission des urines se trouve suspendue.

On pourra, nous dira-t-on, recourir aux vésicatoires dans les cas de névralgies intenses; et, pour calmer la douleur, on les pansera avec le chlorhydrate de morphine.

Mais pourquoi y recourir, même dans ce cas, quand par l'injection hypodermique on arrive au même résultat, sans autant faire souffrir le malade et d'une manière bien plus rapide?

Puisque l'on a constaté des cas de guérison de la phthisie obtenus par les seules forces de la nature, il nous faut suivre les enseignements de la nature : *Qua monstrat iter* NATURA *sequamur.*

Or nous avons vu que, dans le tubercule cru, les parties liquides peuvent être résorbées, et que la transformation crétacée est l'un des modes de guérison.

D'ailleurs, nous avons remarqué que le tubercule à l'état crétacé se trouve formé en grande partie de sels calcaires : il contient des phosphates de chaux et de soude, du sulfate de soude, du chlorure de sodium, et ne renfermerait que trois centièmes de matière organique.

C'est donc vers ce résultat qu'il faut tendre, et il nous paraît logique d'essayer de faire pénétrer les substances précitées dans l'organisme. Nous les y introduisons par les voies digestives, et nous nous assurons qu'elles ont été absorbées, en les recherchant dans l'urine.

On peut prescrire les hypophosphites, les diverses préparations au lacto-phosphate, au chlorhydro-phosphate; mais la préparation qui nous a le mieux réussi, c'est un simple mélange de phosphate de chaux, de sel marin pulvérisé et de sucre en poudre. En donnant ce mélange, nous avons constamment retrouvé dans les urines les sels en plus grande abondance : par conséquent, il y avait eu absorption.

Il va sans dire que nous ne retrouvons pas dans les urines le phosphate de chaux à l'état tribasique, mais à l'état bibasique. Comment se fait cette absorption d'un phosphate insoluble? Y a-t-il dans les organes digestifs formation d'acide lactique aux dépens du sucre en poudre, acide lactique qui rendrait le phosphate soluble, et par conséquent assimilable?

C'est une question que nous ne voulons pas résoudre; mais nous savons qu'il se passe dans l'organisme des phénomènes chimiques qu'on ne peut réaliser dans les laboratoires.

Nous ajouterons même que l'absorption nous a paru plus complète et les effets curatifs plus certains, lorsqu'au lieu d'introduire dans le mélange le phosphate de chaux pur, tel qu'on le vend dans les pharmacies, nous y faisions entrer le résidu finement pulvérisé de la calcination de petits os de volailles; résidu qui, chacun le sait, outre le phosphate de chaux, contient une notable proportion de carbonate de chaux.

Il nous arrive assez souvent de ne plus pouvoir continuer l'usage de ce mélange, à cause de la difficulté de la déglutition, occasionnée par les ulcérations de la langue et du pharynx : alors nous poussons les malades à la consommation du pain, sous forme de potages et de panades, et nous les excitons à y joindre des purées de légumineuses.

Nous y trouvons un double avantage : d'abord une nutrition parfaite, au double point de vue de la réparation des tissus et de la calorification; et en second lieu l'introduction dans l'organisme, sous une forme éminemment assimilable, de matières minérales, composées en grande partie de phosphate de chaux et des autres éléments qu'on retrouve dans les tubercules à l'état crétacé, de sorte qu'ici l'aliment devient en même temps médicament.

Le blé, en effet, d'après les analyses les plus récentes et les plus exactes, contient :

Matière azotée servant à la réparation de nos tissus, ou gluten		14.60
Hydrates de charbon, ou matières combustibles.	Amidon	59.00
	Dextrine et glucose	7.00
	Matières grasses	1.20
Cellulose		1.70
Matières minérales, formées en grande partie de phosphate de chaux, des sels de potasse et de soude, etc..		2.50
Eau		14.00
	Total	100.00

Les haricots flageolets contiennent :

Matière azotée servant à la réparation des tissus, sous forme de léguminine ou caséine végétale		27.00
Matières combustibles...	Amidon, dextrine et sucre.	60.00
	Matières grasses	2.60
Cellulose		2.00
Matières minérales : phosphate de chaux, etc.		3.30
Eau		5.10
	Total	100.00

La composition des autres légumineuses ne diffère pas beaucoup de celles que nous venons de voir.

Si la chose était praticable, nous recommanderions tout particulièrement à nos malades le pain d'orge, car l'orge est de toutes les graminées celle qui contient le plus de matières minérales : elle en renferme près de cinq parties sur cent, presque le double de celles contenues dans le blé.

Malheureusement il n'est pas très facile de se procurer du pain d'orge à Paris.

On peut conseiller comme aliments le lait et les œufs.

Ces deux substances sont des aliments parfaits, et contiennent, outre les matières azotées (caséine, albumine), propres à la réparation du tissu musculaire, des éléments hydro-carbonés, tels que le sucre de lait, le beurre, les matières grasses du jaune de l'œuf, éléments destinés à produire la calorification.

En même temps on y trouve des substances minérales convenant à la transformation crétacée des tubercules.

En effet, le lait de vache contient :

Eau		86.40
Substances azotées	Caséine	3.00
	Albumine	1.30
Principes calorificateurs.	Sucre de lait	5.20
	Beurre et matières grasses.	3.70
Sels insolubles : phosphate de chaux, de magnésie, de fer, chaux combinée avec la caséine		0.25
Sels solubles : chlorure de potassium, chlorure de sodium ou sel marin, phosphate de soude et soude		0.15
	Total	100.00

L'œuf de poule se compose de deux parties : le blanc et le jaune.

Le blanc représente une solution concentrée d'albumine, ainsi formée :

Eau	80.00
Albumine	15.00
Matière incoagulable	5.00
Total	100.00

Le jaune de l'œuf serait composé ainsi qu'il suit :

Eau	51.486
Vitelline	15.760
Margarine et oléine	21.304
A reporter	88.550

Report..........	88.550
Cholestérine....................................	0.438
Acides oléique et margarique....................	7.226
Acide phosphoglycérique.........................	1.200
Chlorhydrate d'ammoniaque.......................	0.034
Chlorure de sodium et de potassium, sulfate de potasse	0.277
Phosphate de chaux et de magnésie...............	1.022
Extrait de viande...............................	0.400
Ammoniaque, matière azotée, matière colorante, traces d'acide lactique, traces de fer, etc..............	0.853
Total..........	100.000

Nous ferons remarquer que ces deux aliments contiennent beaucoup d'eau, et, le lait surtout, une proportion bien minime de matières minérales.

L'usage du poisson est aussi excellent : car le poisson contient une quantité considérable de phosphore, et il viendra agréablement varier le régime.

Varier le régime, c'est là une recommandation capitale : car il importe au plus haut point de conserver l'appétit. Aussi, quoique nous soyons persuadés de l'influence néfaste exercée par une alimentation trop animalisée, nous ne proscrirons pas un usage modéré de la viande, si les malades n'éprouvent pour elle aucune espèce de répugnance et de dégoût, auquel cas nous leur déclarerons formellement qu'ils peuvent très bien s'en passer.

Nous ne sommes pas assez naïf pour supposer

que les sels inorganiques introduits par nous dans la masse du sang sont déposés par la circulation dans l'épaisseur du tubercule : car nous n'ignorons pas que le tubercule est un *corpus mortuum*, que le sang n'y pénètre pas, et qu'il est entouré par une espèce de coque, formée de petits vaisseaux. Mais nous admettons qu'il peut et qu'il doit y avoir, entre le tubercule et la coque vasculaire qui l'entoure, un échange continuel de substances; qu'il doit se produire là des phénomènes d'endosmose et d'exosmose, par lesquels le tubercule cède ses matériaux liquides et reçoit les substances propres à sa transformation crétacée.

Nous ne désespérerons pas de la guérison des malades, alors même que les signes stéthoscopiques nous auraient démontré l'existence d'une caverne, pourvu que la lésion ne soit pas très étendue et qu'il n'y ait pas trop de cavités.

Nous avons vu que, dans les cas de cicatrisation d'une caverne, le tissu pulmonaire qui l'entoure se trouve infiltré d'une matière noire charbonneuse, y déposée en très grande quantité ; et ce phénomène , toujours constant, nous a paru l'une des conditions indispensables à la cicatrisation.

Pour le déterminer, nous aurons recours aux substances très riches en carbone, dans l'espérance que leur combustion laissera un résidu charbonneux qui remplira notre but. Ici encore nos féculents sont évidemment indiqués. Nous pourrons aussi prescrire l'huile de foie de morue, non parce que nous lui reconnaissons une vertu médicamenteuse spéciale, mais parce qu'elle est un très puissant calorificateur et qu'elle est très riche en carbone.

Si les malades avaient pour elle une certaine répugnance ou ne la supportaient pas convenablement, nous n'hésiterions pas à la remplacer par de grandes tartines très beurrées et saupoudrées de sel de cuisine.

Le traitement que nous venons d'indiquer, est le traitement rationnel dirigé contre la lésion; mais, comme cette lésion se rattache à l'affaiblissement général de la constitution, nous nous efforcerons de relever celle-ci.

L'acide arsénieux, les arséniates de strychnine, de fer, de soude et de potasse, nous paraissent indiqués, selon que l'affaiblissement de la constitution est primitif, dépend d'un état chlorotique, ou reconnaît pour cause le vice scrofuleux.

Parmi les eaux minérales arsénicales, le Mont-Dore est excellent dans quelques cas; Ems ne convient qu'au début, lorsqu'il n'y a ni fièvre ni travail inflammatoire. Nous employons aussi les eaux de la Bourboule et de Saint-Honoré.

En même temps, nous combattons la fièvre par l'aconit, lorsqu'elle ne présente pas le caractère intermittent. Lorsque nous constatons la périodicité, nous administrons le sulfate de quinine à haute dose.

Nous calmons la toux, si fatigante pour les malades, par l'opium et la codéine. Dans quelques cas, les granules d'iodoforme nous ont rendu des services.

Nous facilitons l'expectoration par l'ipécacuanha et par les sulfureux. Les Eaux-Bonnes sont indiquées dans l'état catarrhal; mais leur emploi exige la plus grande circonspection; elles sont souvent dangereuses et déterminent des hémoptysies.

Cet accident paraît plus fréquent lorsque ces eaux ont été transportées, peut-être à cause de la décomposition chimique qu'elles peuvent avoir subie pendant le transport.

Dans les cas d'oppression excessive, causée par l'accumulation des crachats dans la trachée et dans les bronches, l'ipécacuanha, à doses fractionnées et trop petites pour provoquer des vomissements, nous a rendu des services signalés.

Nous nous efforçons de combattre la diarrhée, qui est une cause considérable d'affaiblissement, et nous y réussissons au moyen des opiacés, de l'élixir parégorique de Dublin, et surtout en insistant sur la *diète des liquides.* Nous activons la contractilité de l'intestin au moyen de la noix vomique, et nous entretenons l'appétit au moyen de quelques granules de quassine. Contre l'hémoptysie nous employons l'ergot de seigle, ou mieux encore l'ipécacuanha, dont les propriétés hémostatiques ne sont pas assez appréciées.

Dans une maladie aussi longue que la phthisie pulmonaire, les soins hygiéniques jouent un rôle considérable. Nous en avons déjà parlé dans le traitement prophylactique ; nous y reviendrons ici.

Les malades seront placés, sous le rapport du climat et de l'habitation, dans les meilleures conditions.

Sous le rapport du climat, nous rappellerons ce que nous avons dit du climat africain; et, sans envoyer nos malades chez les nègres de la zone torride, nous leur conseillerons principalement Alger et Madère; quelques-uns même vont en Égypte.

Mais ceux qui ne pourront aller si loin, se trouveront encore très bien d'habiter les contrées où l'on n'observe pas une grande variation dans la température, telles que Menton, Cannes, Fréjus et Pau. Hyères est moins bon, parce que la brise des Alpes y souffle en permanence. Nice paraît excellent sous le double rapport de l'égalité de la température et de l'état hygrométrique de l'air.

En tous cas, l'émigration ne sera conseillée que pendant la première période de la maladie, alors que la fièvre hectique ne se sera pas déclarée : car, dès qu'il existe de graves désordres dans les poumons, le déplacement paraît précipiter une terminaison funeste.

Les malades qui ne pourront émigrer, habiteront un appartement vaste, aéré, exposé au midi, et dans lequel on entretiendra toujours une température égale au moyen de foyers, et non au moyen de poêles.

Quand le temps sera sec, ils pourront, autant que le leur permettront leurs forces, sortir un peu, faire quelques promenades à pied, prendre un exercice modéré et de tous les jours.

Mais surtout ils éviteront les brusques changements de température, ils porteront de la flanelle, et on excitera chez eux les fonctions de la peau au moyen du massage et des frictions.

Telle est la série des moyens que nous proposons pour combattre la phthisie pulmonaire. Ces moyens sont purement rationnels, et nous n'avons pas la prétention charlatanesque d'avoir trouvé un spécifique : car nous savons parfaitement que les spécifiques n'existent pas.

Mais ces moyens, maniés par un médecin intelligent, qui en déterminera l'opportunité, pourront enrayer la marche de la maladie, retarder de beaucoup la terminaison fatale, et dans certains cas procurer une guérison véritable. C'est ce que nous allons démontrer par quelques observations de cas de phthisie pulmonaire que nous avons traités, et dont nous avons eu la joie de constater l'heureuse terminaison.

Comme notre pratique médicale date déjà de douze ans et que les cas de guérison que nous avons obtenus sont assez nombreux, nous ne citerons que les observations les plus importantes.

CINQUIÈME PARTIE

OBSERVATIONS

PREMIÈRE OBSERVATION.

Vers le 10 avril 1869, je suis appelé auprès de Mme B., femme d'un employé de ministère. Elle se plaint d'une toux qui survient par quintes et la fatigue énormémeut.

Elle a beaucoup maigri depuis quelque temps; l'appétit est diminué et capricieux; elle a pendant la nuit des sueurs assez abondantes au cou, à la face et aux mains. Elle n'a jamais craché de sang; sa toux remonte à cinq mois; ses crachats sont blancs, peut-être un peu filants.

Elle a trente ans. Son père, âgé de soixante ans, est encore employé dans l'administration; il est toujours très solide. Il est venu à Paris du département du Gers, où sont encore ses parents, deux vieillards octogénaires qui se sont toujours bien portés.

Sa mère était Parisienne ; elle est morte d'une maladie de poitrine, deux ans après la naissance de sa fille, en 1841. Ses grands-parents du côté maternel, eux aussi, étaient Parisiens : son grand-père était mort également d'une maladie de poitrine, et sa grand'mère avait été emportée par le choléra en 1832.

Elle est mariée depuis dix ans et n'a jamais eu d'enfants. Elle est fille unique.

A l'examen, je constate une diminution de la sonorité en un point de la fosse sus-épineuse gauche.

En ce point le murmure vésiculaire est altéré ; le bruit expiratoire est notablement plus long que le bruit inspiratoire, il est aussi plus fort.

Si on le fait parler, on entend en ce point le retentissement de la voix ; mais on ne la perçoit pas articulée : il n'y a là que de la broncho-phonie.

Elle a, paraît-il, quelquefois de la fièvre ; mais au moment où je l'examine, elle est complètement apyrétique.

La menstruation est troublée depuis quelque temps. Elle a été réglée pour la première fois vers sa seizième année elle a vu régulièrement jusque dans ces derniers mois, mais il y a six mois elle a eu une perte légère quinze jours après son époque ordinaire, puis elle n'a rien revu avan six semaines, et alors elle avait à peine taché son linge. Depuis rien n'est apparu.

.Elle est ordinairement constipée et n'obtient généralement une selle qu'au moyen de lavements ou de légers purgatifs. Mais depuis qu'elle tousse, elle a eu cinq ou six diarrhées, qui ont duré deux ou trois jours et se sont terminées à la suite de lavements laudanisés, pour reparaître huit ou dix jours, quelquefois douze ou quinze jours après.

Depuis, la constipation n'a pas reparu; et, sans avoir la diarrhée, elle fait chaque jour une ou deux selles demi-consistantes.

Je constate sur la muqueuse de la langue quelques petites ulcérations : elle dit avoir des aphtes depuis longtemps.

En somme, le symptôme qui la tourmente le plus, c'est la toux; toux opiniâtre, qui la prive de sommeil et provoque même le vomissement.

Je lui prescris des pilules formées de quelques centigrammes d'extrait gommeux d'opium et d'un centigramme de poudre d'ipécacuanha, trois par jour.

En même, temps elle prendra avant chacun des deux principaux repas, une cuillerée à café d'une potion à l'acide arsénieux, et je retournerai la voir dans quelques jours.

Le 15 avril, la toux est beaucoup moins fréquente, elle a pu dormir tranquille, n'a plus vomi, n'a plus qu'une selle dans les vingt-quatre heures. Mais l'appétit n'est pas revenu, elle a surtout beaucoup de répugnance pour la viande.

Malgré cela, elle se croit presque guérie; mais les signes physiques m'indiquent que la lésion du poumon n'a pas diminué.

Je prescris une potion à l'hypophosphite de chaux. En même temps, effrayé des progrès de la dénutrition, je lui déclare qu'il faut absolument se nourrir; que si elle ne peut manger de viande, elle mangera des potages, des légumes, mais qu'il faut absolument manger.

Pour activer l'appétit, je lui conseille de prendre de temps en temps une cuillerée à bouche d'une macération de quassia amara.

Je suis assez heureux pour qu'elle prenne goût à ce régime végétal, et j'insiste sur le même traitement pendant quatre mois.

Les signes physiques m'indiquent une amélioration progressive : le bruit inspiratoire redevient plus long et plus fort, le retentissement de la voix diminue, la bronchophonie finit par disparaître complètement.

A la fin du mois d'août, il n'y avait plus aucun bruit morbide ; et, dans les premiers jours de septembre, elle venait m'annoncer avec enthousiasme que ses règles avaient reparu.

Comme l'hiver approchait et que je redoutais pour elle l'influence de la mauvaise saison, je lui conseillai d'aller à Menton.

Elle y resta du 20 septembre 1869 au 15 mai 1870.

Elle n'eut aucun accident pendant cet hiver ; et, quand je la revis au printemps de 1870, elle se portait à merveille, avait un appétit magnifique et reprenait de l'embonpoint.

Pendant l'automne de 1870, elle suivait son mari, qui était attaché à la délégation gouvernementale de Tours.

Le siège survint, puis la Commune, et je ne revis Mme B. qu'en août 1871. Elle venait m'annoncer qu'elle quittait Paris, et que son mari était nommé à un poste important dans le département des Bouches-du-Rhône. Depuis, je l'ai complètement perdue de vue. Puisse le séjour de la Provence lui être favorable !

DEUXIÈME OBSERVATION.

Le 5 janvier 1869, je vis pour la première fois Mlle T., âgée de 22 ans. Elle tousse depuis un an, elle a eu des hémoptysies très abondantes. Les règles sont supprimées depuis huit mois.

Au point de vue étiologique, l'hérédité paraît devoir être exclue.

Elle a encore ses grands-parents du côté paternel et maternel.

Son père est mort d'une maladie aiguë. Sa mère et ses frères et sœurs jouissent d'une santé parfaite.

Il y a quatre ans, elle devint enceinte. A cette occasion elle quitta le domicile de sa mère et se lança dans la *vie cascadeuse.*

Elle n'a pas allaité son enfant.

Elle me fait appeler, tourmentée par un point très douloureux à la région sous-clavière droite.

Au moment où je l'examine, je constate une fièvre très forte : la fréquence du pouls est de 120 pulsations à la minute, et le thermomètre placé sous l'aisselle marque 39 degrés centigrades.

A la percussion, il y a une matité évidente au niveau du point douloureux. La matité se perçoit aussi en arrière dans la région sus-épineuse.

Du côté gauche, la sonorité est obscurcie, mais sans aller jusqu'à la matité complète.

A l'auscultation, l'on constate dans la fosse sus-épineuse droite du gargouillement alternant avec le souffle caverneux. La résonnance de la voix s'y fait entendre : elle est parfaitement articulée.

Il y a pectoriloquie évidente.

L'existence d'une caverne m'est donc indiscutablement démontrée.

En avant, au niveau du point douloureux, j'entends des craquements secs, qui sont l'indice d'une pleurésie pseudo-membraneuse.

A gauche, on observe les symptômes des tubercules crus.

Mon traitement a pour but d'abord de faire tomber la fièvre, qui est continue : j'y parviens facilement au moyen de l'aconit.

En même temps, par des injections hypodermiques au chlorhydrate de morphine, je calme la douleur tout en combattant la toux, et au bout de quelques jours j'ai raison de cette poussée inflammatoire pleurétique.

Je m'occupai alors de relever l'appétit; et, pour stimuler l'activité de l'intestin, je prescrivis la teinture de noix vomique avant chacun des repas.

La malade put manger : toutefois elle avait une grande répugnance pour la viande; elle avait par contre assez de goût pour le régime végétal.

J'essayai de lui faire prendre de l'huile de foie de morue; mais, comme elle l'avait en aversion, je dus me rejeter sur les tartines très beurrées et saupoudrées de sel marin.

En même temps je lui prescrivais tantôt des hypophosphites, tantôt un mélange formé de phosphate de chaux et de sucre en poudre; plus tard, je joignis à ce mélange le sel marin, quand j'en eus reconnu par hasard l'efficacité, ainsi qu'on le verra dans une des observations suivantes.

J'administrais en outre l'acide arsénieux en solution dans l'eau distillée.

Au bout de huit mois de ce traitement, Mlle T. allait beaucoup mieux ; les règles avaient reparu et le flux menstruel se reproduisait avec une grande régularité.

Elle ne toussait plus ; les bruits morbides, tant du côté droit que du côté gauche, avaient disparu : elle se crut et je la crus moi-même définitivement guérie.

Elle eut alors différents amants, courut les théâtres, les cafés-concerts, soupant tous les soirs, se couchant très tard, ou plutôt très matin ; et, malgré cette existence si fatigante, elle reprenait de l'embonpoint.

Dans les premiers jours de mai 1872, elle alla passer la soirée aux Folies-Dramatiques ; elle eut très chaud dans la salle, et, pour se rafraîchir, elle prit une voiture découverte et se fit conduire du côté du bois de Boulogne.

Quand elle revint chez elle, elle avait la fièvre : une pneumonie double s'était déclarée.

Elle sortit de ce mauvais pas ; mais pendant la convalescence il survint une poussée tuberculeuse considérable.

Cette fois elle négligea de se soigner, elle continua son existence ordinaire, et, tout en toussant, crachant, elle faisait de la nuit le jour.

Vers la fin de janvier 1873, la fièvre hectique se déclara.

Ses amies et ses amants l'abandonnèrent; elle vendit ses meubles, quitta son bel appartement et vint s'installer dans une froide chambrette.

Bientôt la misère devint effrayante : elle n'avait plus de quoi manger. Je lui conseillai d'entrer à l'hôpital; elle ne s'y décida qu'à la dernière extrémité. Enfin M. Gubler l'admit, *quoique phthisique*, dans son service à l'hôpital Beaujon. Elle n'y resta pas longtemps : elle mourut le jour même de son entrée.

Je donne cette observation malgré sa terminaison si lugubre, car je suis convaincu qu'avant le mois de mai 1872, il y avait eu une guérison complète. Ce n'était pas là une période d'accalmie de la phthisie périodique ; c'était bien une guérison véritable : car, avec le genre de vie qu'elle menait, Mlle T. n'aurait jamais passé trente mois sans accidents.

TROISIÈME OBSERVATION

D. était un petit épicier de la banlieue.

Réfugié à Paris au moment du siège, il avait été logé par la municipalité dans une grande maison du quartier des Champs-Élysées.

Il avait amené avec lui une partie de ses marchandises, entre autres un stock assez considérable de harengs-saurs, quelques bombonnes de très bonne huile d'olive, quelques sacs de haricots et de lentilles.

D. était un homme prudent. Prévoyant probablement que le siège durerait longtemps, et ayant entendu parler de la disette à laquelle se trouvaient exposées les personnes enfermées dans une ville assiégée, il avait acheté d'énormes quantités de pain, qu'il avait découpé en tranches très minces et fait sécher pour le conserver : sa chambre en était encombrée.

Il faut ajouter qu'il n'avait pas une foi bien robuste en l'efficacité de la médecine.

Cependant, le 25 septembre 1870, il fut pris d'une hémoptysie tellement abondante, que sa femme au désespoir me fit appeler. Effrayé lui-même de la quantité de sang qu'il avait perdu, il consentit, pour cette fois, à prendre des drogues. Je parvins à arrêter l'hémorrhagie au moyen de l'ipécacuanha, et il me permit de l'examiner.

Je pus constater, au sommet des deux poumons, en avant et en arrière, une diminution considérable de la sonorité.

L'expiration était rude, elle durait le double de l'inspiration, celle-ci était saccadée.

Il y avait donc au sommet de chacun des poumons une tuberculisation évidente.

D'ailleurs, c'était aussi l'opinion du conseil de révision qui siégeait à la mairie : car D. n'avait que trente ans, et il avait été dispensé de tout service dans la garde nationale.

Du reste, il ne se faisait aucune illusion sur la gravité de son état. Son père et sa mère étaient morts d'une maladie de poitrine : il en mourrait aussi, son compte était réglé. Ce n'était pas la peine de dépenser de l'argent en médecins et en médicaments, pour finir toujours par en arriver là.

Il toussait déjà depuis huit mois, ça l'empêchait de dormir ; il avait maigri, et, comme il le disait, il n'était plus que l'ombre de lui-même.

Il avait déjà craché le sang six à sept fois : il comptait bien qu'il allait aller vite, surtout maintenant qu'il ne pourrait plus manger de viande, parce que jamais il ne consentirait à manger du cheval.

Jusqu'ici il avait eu assez bon appétit.

Comme je lui parus un *bon zigue* (textuel), il consentit à me recevoir de temps en temps, *quoique médecin*, pour parler de la guerre, de la politique, mais pas du tout pour parler médecine. Je pus ainsi constater quel singulier régime il suivait.

Il faisait trois repas dans la journée, toujours invariablement composés de la même manière :

Une soupe très épaisse au pain et à l'huile ; un hareng-saur grillé, à l'huile ; des haricots et des lentilles préparées à l'huile. Pour arroser tout cela, de l'eau rougie.

Quelquefois il était pris de diarrhée : alors je lui conseillais de ne pas autant boire d'eau rougie. Malgré la soif intense excitée par son alimentation, il supprimait l'eau rougie complètement, et la diarrhée disparaissait en vingt-quatre heures.

Cependant il toussait de moins en moins : il pouvait maintenant dormir, et il n'était plus réveillé que vers le matin par une quinte ou deux, à la suite desquelles il expectorait une petite quantité de mucus concrété.

Vers la fin de novembre, il consentit à se laisser examiner.

Les troubles du côté droit ont complètement disparu ; il reste une diminution d'élasticité à gauche, et à l'auscultation on perçoit encore quelque chose d'anormal dans la respiration.

Je l'engage fortement à continuer son régime, puisqu'il s'en trouve si bien : au moment de l'armistice ,la guérison était complète.

Pendant la Commune, il alla dans le département du Pas-de-Calais pour attendre dans son pays des jours plus calmes ; il s'y fixa, et je ne le revis plus à partir du mois de juillet 1871, jusqu'en mai 1872, époque où il passa quelques jours à Paris pour ses affaires ; je ne le reconnus plus, tant il avait engraissé :

« Décidément, » me dit-il, « j'en ai rappelé de ma condamnation à mort : je n'ai pas toussé une seule fois depuis l'année dernière. »

Cette observation est très curieuse en ce sens qu'elle nous montre guérie spontanément par les seules forces de la nature une phthisie héréditaire, de forme hémorrhagique, et offrant ce caractère particulier de gravité que les deux poumons étaient atteints.

Elle est très intéressante aussi en ce qu'elle nous présente une guérison obtenue au milieu de circonstances extérieures aussi défavorables que celles dans lesquelles se trouvaient les habitants de Paris pendant le siège.

Nous en déduirons plusieurs enseignements :

1° L'aliment peut devenir un médicament, et la phthisie peut guérir par le régime.

2° L'usage de la viande n'est pas nécessaire.

3° Les aliments fortement minéralisés, les corps gras et le sel marin sont très utiles.

(C'est à la suite de cette observation que m'est venue l'idée d'adjoindre le sel marin à mon mélange de phosphate de chaux et de sucre en poudre.)

4° L'émigration vers les pays chauds n'est pas

indispensable, et le malade peut très bien se guérir tout en restant chez lui.

QUATRIÈME OBSERVATION.

J'ai connu E. F... en 1867 : c'était alors un solide gaillard, très leste et très agile ; il n'avait pas plus de dix-huit ans, et rien ne pouvait faire supposer qu'il dût être tuberculeux.

Il était valet de pied chez M. de B... ; il s'acquittait très bien de son service, quand le 4 juin 1872 il me fit appeler, parce qu'il éprouvait une gêne considérable de la respiration.

Il ne pouvait se coucher que d'un seul côté, et il souffrait au-dessous du mamelon gauche d'un point très douloureux.

Ses crachats étaient légèrement rouillés.

La matité était complète à gauche.

A l'auscultation, l'on entendait une respiration rude dans presque toute l'étendue du poumon ; dans quelques points déjà l'on percevait le râle crépitant.

Le malade se plaignait d'une céphalalgie frontale intense ; sa langue était couverte d'un enduit blanc jaunâtre.

La chaleur de la peau s'élevait à 39 degrés centigrades ; je comptais 108 pulsations à la minute.

Je me trouvais donc en présence d'une pneumonie très franche, et qui céda en neuf ou dix jours à un traitement convenable.

Je surveillai la convalescence, et je le vis pour la dernière fois le 8 juillet.

Il partit alors pour la campagne, et ne revint à Paris que pendant l'hiver suivant.

En février 1873, comme il toussait beaucoup, il vint me consulter. Je constatai au sommet des deux poumons les caractères d'une phthisie commençante. Je lui donnai des pilules pour calmer la toux, et je ne le revis plus jusqu'en juillet de la même année.

La maladie n'avait pas fait de progrès sérieux ; seulement, comme il devait retourner à la campagne, je l'engageai à beaucoup de circonspection dans son régime ; je lui conseillai surtout d'éviter avec soin les causes de refroidissement ; mais je le soupconne fortement d'avoir mis le régime indiqué tout à fait de côté.

En janvier 1874, les signes physiques n'indiquaient pas encore la fonte des tubercules; mais il s'était formé le long du sternum une fusée purulente, qui était venue s'amonceler en un abcès énorme au devant de l'estomac.

J'attribuai cet abcès à la présence de tubercules dans les os.

Il entra à l'hôpital Beaujon, dans le service de M. Lefort, qui lui ouvrit cet abcès. Une suppuration très longue l'affaiblit extrêmement; et, s'ennuyant à l'hôpital, il se décida à revenir chez lui.

Je le revis après sa sortie de l'hôpital, le 6 juillet 1874.

Il était dans un état de maigreur extrême, il avait perdu complètement l'appétit.

J'examinai la poitrine, et j'y constatai dans un point de la fosse sus-épineuse droite une matité complète.

A l'auscultation, je trouvai dans ce même point du gargouillement alternant avec le souffle, et une pectoriloquie assez évidente : il y avait donc là une caverne.

Cependant la suppuration sternale continuait toujours, et la fièvre prit bientôt un type rémittent très accentué; ajoutez à cela une expectoration caractéristique excessivement abondante, et vous comprendrez sans peine que le malade était tombé dans une cachexie voisine de la mort.

Pour le traitement, je courus d'abord au plus pressé, et j'essayai d'arrêter la suppuration au moyen d'injections alcooliques dans les ouvertures de l'abcès; je lui donnai en même temps des grogs formés de quatre parties de limonade au citron et d'une partie d'eau-de-vie; j'administrai le sulfate de quinine pour combattre la rémittence : il ne me réussit pas, et je dus recourir à l'acide arsénieux, dont j'obtins un excellent résultat.

En même temps je lui prescrivis des potages au pain, et un peu plus tard le phosphate de chaux; j'y joignis le vin de quinquina, et le 25 juillet il était assez bien rétabli pour partir dans le département de la Haute-Marne.

Il m'écrivit trois lettres : le 5 août, le 7 septembre et le 2 octobre. Ces lettres constatent qu'il suit exactement le régime, qu'il s'en trouve très bien, et qu'il espère rentrer à Paris complètement guéri.

En effet, en janvier 1875, à son retour, je constate avec plaisir que tous les symptômes morbides ont disparu.

Depuis il n'a pas été malade.

De valet de pied il est devenu suisse de l'hôtel de B..., et il satisfait avec toute sa diligence première aux besoins quelquefois fort peu hygiéniques de sa nouvelle profession.

CINQUIÈME OBSERVATION.

Le 23 octobre 1877, je fus appelé auprès de M. M. B... Il est âgé de 26 ans, n'a pas d'hérédité tuberculeuse; il n'est pas marié, et il s'occupe à gérer plusieurs propriétés à Paris.

Il y a déjà quelques mois qu'il est atteint de

toux; il a eu plusieurs hémorrhagies très abondantes; il a de la diarrhée, a perdu le sommeil et l'appétit; les forces ont disparu, la maigreur est extrême; les doigts ont le caractère hippo cratique très prononcé.

Au moment où je l'examine, il a une fièvre très considérable, l'artère radiale donne 120 pulsations à la minute; la peau est très chaude: elle atteint près de 40 degrés centigrades.

Cette période de chaleur a été précédée d'un sentiment de froid très prononcé. Il a le même accès tous les jours à la même heure.

Évidemment je suis en présence d'un mouvement fébrile intermittent à type quotidien.

Par la percussion je constate une matité complète sur tout le sommet du poumon droit: cette matité se perçoit dans la fosse sus-épineuse, dans la région sous-claviculaire et sous-axillaire. En même temps on entend en arrière, dans la fosse sus-épineuse, le gargouillement alternant avec la respiration caverneuse; on perçoit quelquefois de la pectoriloquie. A gauche, la matité n'est pas complète, et les signes stéthoscopiques révèlent l'existence de tubercules crus.

Le malade se plaint d'étouffements; il y a quelquefois une dyspnée considérable.

Je parviens à calmer la toux au moyen de l'opium, qui arrête en même temps la diarrhée; les accès de suffocation sont combattus par l'ipécacuanha, à doses très petites et incapables de provoquer le vomissement.

Contre la fièvre intermittente j'administre le sulfate de quinine ; et, lorsque les accès ont diminué d'intensité, je prescris l'acide arsénieux, et plus tard l'eau de la Bourboule.

Malgré des ulcérations très nombreuses de la bouche et du pharynx, je prescris un mélange d'os calcinés et très finement pulvérisés de sel marin et de sucre en poudre, et je suis assez heureux pour rencontrer le phosphate de chaux en notable proportion dans l'urine, preuve que l'absorption s'est effectuée. Je réveille l'appétit au moyen d'une macération de quassia amara, et je l'entretiens en variant beaucoup l'alimentation. Je recommande surtout les substances riches en carbone.

Un mieux relatif ne tarda pas à suivre l'emploi de ces différents moyens. Malheureusement des hémoptysies excessivement abondantes vinrent quelquefois tout compromettre. Je ne pus les arrêter qu'en administrant la poudre d'ipécacuanha à doses énormes, ne craignant pas, malgré l'état de prostration du malade, de provoquer les vomissements.

Quelquefois M. B. me fit appeler, tourmenté par des points douloureux siégeant au sommet ;

ces points douloureux reconnaissaient pour cause des pleurésies partielles et cédaient à une application de morphine.

Cependant les hémoptysies devenaient plus rares, les symptômes inquiétant s'amendaient. Je surveillai mon malade avec beaucoup de soin pendant l'hiver : vers la fin de juillet 1878, il était complètement guéri.

Je l'ai rencontré pendant les derniers jours d'octobre 1880, : la guérison s'est maintenue.

Seulement il lui reste un enrouement, que j'attribue à une altération des cordes vocales, déterminée par des ulcérations maintenant cicatrisées.

SIXIÈME OBSERVATION.

Mme la marquise du P. de L. n'a pas d'ascendants phthisiques. Elle vient de passer quelques années à Londres, et elle est revenue à Paris souffrant depuis longtemps d'une toux très fatigante, qu'elle a trop négligée.

Elle a des sueurs très abondantes pendant la nuit; elle a eu quelques hémoptysies.

Elle me fait appeler pour la première fois depuis son retour d'Angleterre, le 1er novembre 1877. Je constate dans le poumon droit des désordres très graves : il y a au sommet du poumon, en arrière, une caverne très évidente ; en outre, les signes physiques indiquent, jusqu'à l'extrémité inférieure du bord interne de l'omoplate, l'existence de tubercules à différents degrés de leur évolution.

La fièvre a le caractère intermittent avec le type quotidien; l'amaigrissement est considérable, les forces sont anéanties. Je calme la toux, je m'efforce de relever l'appétit, et j'administre le mélange de petits os de volailles calcinés et finement pulvérisés de sel marin et de sucre en poudre. Je prescris les arsénicaux, l'eau de la Bourboule aux repas avec le vin.

La malade ne peut supporter l'huile de foie de morue : elle mange des tartines de beurre. L'alimentation est surtout végétale. L'appétit renaît, les forces reparaissent, et, en juin 1878, la malade est complètement rétablie.

Sur ces entrefaites, elle devient enceinte, et met au monde un garçon très fort et très vigoureux, qu'elle allaite elle-même.

Or, pendant la grossesse et l'allaitement, la phthisie n'a pas reparu; madame la marquise s'est toujours bien portée, elle a repris de l'embonpoint : on ne croirait pas qu'elle ait jamais été malade.

SEPTIÈME OBSERVATION.

En 1879, je suis appelé à donner des soins au jeune T., âgé de 15 ou 16 ans, élève de troisième dans une institution de Paris.

T. a eu de fréquentes hémoptysies, il a quelques tubercules dans le sommet de chacun des deux poumons; l'appétit et les forces sont conservés.

Je le soumets à un traitement dans lequel domine l'ipécacuanha à doses fractionnées, pour combattre les hémorrhagies; je n'oublie pas le phosphate de chaux ni le régime végétal, et je suis assez heureux pour constater une guérison obtenue sans qu'il ait interrompu ses études d'une manière appréciable.

Il suit la classe en qualité d'externe.

Le 1er novembre dernier, il fut effrayé à la suite de l'expulsion d'un crachat rosé: il revint me voir. Je l'examinai avec le plus grand soin, et je n'observai rien d'anormal dans les poumons.

HUITIÈME OBSERVATION.

Mme Ve R. a 50 ans; elle tousse depuis longtemps et habitait le département d'Indre-et-Loire; les médecins de Tours, dit-elle, l'ont condamnée.

Je la vois au mois de décembre 1879.

Je constate au sommet du poumon droit une caverne parfaitement circonscrite, et présentant des caractères stéthoscopiques bien tranchés.

L'affaiblissement est considérable, l'appétit nul; la malade ne peut souffrir la viande. Je lui conseille une alimentation surtout végétale : elle mange des soupes au pain, des panades, des purées de légumineuses; en même temps elle prend du phosphate de chaux, de l'acide arsénieux. Sous l'influence de ce régime, la toux et l'expectoration ont presque complètement disparu; à peine a-t-elle encore quelques quintes le matin. L'appétit est revenu, elle mange avec plaisir du poisson et des légumes en assez grande abondance; mais elle ne peut toujours pas supporter la viande.

Les forces sont relevées; elle dort très bien, ne transpire plus. La dernière fois que je l'ai vue, c'était le dimanche 31 octobre 1880. J'ai constaté la cicatrisation de la caverne; la respiration est régulière, le bruit inspiratoire a gagné en force et en durée : c'est presque maintenant l'état normal.

Je me propose de suivre cette malade pendant l'hiver; mais déjà je puis considérer cette guérison comme assurée.

TABLE DES MATIÈRES

PREMIÈRE PARTIE.

DEUXIÈME PARTIE.

TROISIÈME PARTIE.

QUATRIÈME PARTIE

CINQUIÈME PARTIE

FIN

Paris. — Typ. PILLET et DUMOULIN, 5, rue des Grands-Augustins.

CARRIÈRE (Ed.). Le climat de l'Italie et des stations du midi de l'Europe, sous le rapport hygiénique et médical. 2e *édition*. 1876. 1 vol. in-8 de 640 pages.......... 9 fr.

— **École de Salerne (l').** Traduction en vers français par Ch. MEAUX SAINT-MARC, avec le texte latin, précédée d'une introduction par le Dr DAREMBERG et suivie de commentaires. 1880. 1 vol. in-18 jésus de 609 pages, avec fig.......... 7 fr.

CORNARO. De la sobriété, conseils pour vivre longtemps, traduction nouvelle. *Le vrai moyen de vivre plus de cent ans dans une santé parfaite*, par L. LESSIUS, précédé du *Régime de Pythagore*, par Cocchi. 1 vol. in-18 de 350 pages, avec figures.......... 3 fr.

FONSSAGRIVES. Thérapeutique de la phthisie pulmonaire basée sur les indications. 2e *édition*. 1880. In-8.......... 9 fr.

GRISOLLE. Traité de la pneumonie. 2e *édition*. 1864. 1 vol. in-8, XIV-744 pages.......... 9 fr.

Ouvrage couronné par l'Académie des sciences et l'Académie de médecine.

GROS (C.-H.). Mémoires d'un estomac, écrits par lui-même pour le bénéfice de tous ceux qui mangent et qui lisent, et édités par un ministre de l'intérieur, traduit de l'anglais par le docteur C.-H. GROS. 2e *édition*. 1875. 1 vol. in-18 jésus de 186 pages.......... 2 fr.

LEBERT. Traité pratique des maladies scrofuleuses et tuberculeuses. *Ouvrage couronné par l'Académie de médecine*. 1849. 1 vol. in-8, 828 pages.......... 9 fr.

LÉVY (Michel). Traité d'hygiène publique et privée. 6e *édition*. 1879. 2 vol. gr. in-8. Ensemble 1900 pages.......... 20 fr.

LOMBARD. Les stations sanitaires au bord de la mer et dans les montagnes, les stations hivernales. Choix d'un climat pour prévenir ou guérir les maladies. 1880. In-8, 90 pages.......... 2 fr.

— **Traité de climatologie médicale,** comprenant la météorologie médicale et l'étude des influences du climat sur la santé, par le docteur H.-C. LOMBARD, de Genève. 1877-1880. 4 vol. in-8.......... 40 fr.

— **Atlas de la distribution géographique des maladies,** mortalité dans les différents mois et saisons et aux différents âges, malaria, phthisie, dysenterie, choléra, fièvre jaune, goître et crétinisme, lèpre, peste, etc., en Europe et hors d'Europe. 25 cartes imprimées en couleur avec texte explicatif.......... 12 fr.

LOUIS (P.-Ch.). Recherches anatomiques, physiologiques et thérapeutiques sur la phthisie. 2e *édition*. 1843. In-8.... 8 fr

RÉVEILLÉ-PARISE (J.-H.). Traité de la vieillesse, hygiénique, médical et philosophique, ou recherches sur l'état physiologique, les facultés morales, les maladies de l'âge avancé, et sur les moyens les plus sûrs, les mieux expérimentés, de soutenir et de prolonger l'activité vitale à cette époque de l'existence. 1853. In-8.......... 7 fr.

— **Guide pratique des goutteux** et des rhumatisants. *Édition* entièrement refondue et mise au niveau des découvertes et des méthodes nouvelles concernant la nature et le traitement de ces deux affections, par le docteur E. CARRIÈRE. 1878. 1 vol. in-18 jésus, VIII-306 pages.... 3 fr. 50

— **Physiologie et hygiène des hommes livres aux travaux de l'esprit,** ou Recherches sur le physique et le moral, les habitudes, les maladies et le régime des gens de lettres, artistes, savants, hommes d'État, jurisconsultes, administrateurs, etc. Edition refondue et mise au courant des progrès de la science, par le docteur Ed. CARRIÈRE. 1881. In-18, 435 pages. 4 fr.

ROCHARD (J.). Influence de la navigation et des pays chauds sur la marche de la phthisie pulmonaire. 1856. In-4.......... 4 fr.

Paris. — Typ. PILLET et DUMOULIN, 5, rue des Grands-Augustins.

www.ingramcontent.com/pod-product-compliance
Ingram Content Group UK Ltd.
Pitfield, Milton Keynes, MK11 3LW, UK
UKHW020354230726
13925UKWH00003B/1112

9 782019 275822